Ethik in den Biowissenschaften – Sachstandsberichte des DRZE

Im Auftrag des
Deutschen Referenzzentrums für Ethik in den Biowissenschaften

Herausgegeben von
Dieter Sturma und Dirk Lanzerath

www.drze.de

Band 23

Sebastian Knell | Dietmar Thal | Volker Lipp

Demenz

Naturwissenschaftliche, rechtliche
und ethische Aspekte

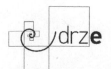

VERLAG KARL ALBER

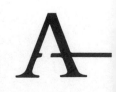

Dementia comprises a cluster of symptoms primarily characterised by an impairment of cognitive abilities caused by an acquired organic brain damage. This cluster pertains to persons of all ages and can have diverse causes. The progressive decline of persons' cognitive abilities incrementally affects their life plans, memory, perception, and emotional states, as well as their ability to communicate, spatio-temporal orientation, and scopes for action.

Dementia brings about significant changes in a wide range of areas for the persons who are affected as well as for their social environment. Interacting with persons affected by dementia therefore involves normative challenges. The impairment of cognitive abilities impacts, for example, self-determination, the ability to consent, and the power of judgment. A limited ability to communicate creates uncertainties in determining the wishes, intentions, and attitudes of persons affected by dementia. This also raises questions regarding legal capacity, medical care, and pertinent instruments for adult guardianship law. To avoid instrumentalization and interact with persons affected by dementia in an ethically responsible way, a consideration of their particular vulnerabilities is required.

This expert report informs about the medical basis of dementia's complex cluster of symptoms, outlines pertinent legal norms and regulations, and discusses ethical problems focussing on the normative aspects of personhood, self-determination, the good life, and dignity.

Demenz bezeichnet ein Krankheitsbild, das primär durch die Abnahme kognitiver Fähigkeiten gekennzeichnet und aufgrund einer erworbenen, organischen Hirnschädigung entstanden ist. Hierunter fallen Krankheitsbilder aller Altersgruppen und unterschiedlichster Ursachen. Der fortschreitende Verlust von kognitiven Fähigkeiten einer Person wirkt sich nach und nach auf ihren Lebensplan, ihr Gedächtnis, ihre Wahrnehmung und emotionale Verfassung, sowie auf ihre Kommunikationsfähigkeit, raumzeitliche Orientierung und Handlungsspielräume aus.

Eine demenzielle Erkrankung bedeutet für betroffene Personen und deren soziales Umfeld signifikante Veränderungen in verschiedenen Lebensbereichen. Der Umgang mit demenziell erkrankten Personen führt daher zu normativen Herausforderungen. Beeinträchtigungen der kognitiven Fähigkeiten berühren unter anderem die Selbstbestimmung, Einwilligungs- und Urteilsfähigkeit einer Person. Einschränkungen der Kommunikationsfähigkeit führen zu Unsicherheiten bei der Feststellung der Wünsche, Absichten und Einstellungen von demenziell Erkrankten. Dadurch stellen sich auch Fragen nach der rechtlichen Handlungsfähigkeit und den Grundlagen ärztlicher Betreuung, sowie nach entsprechenden Instrumenten des Erwachsenenschutzes. Der ethisch rechtfertigungsfähige Umgang mit demenziell Erkrankten macht es daher erforderlich, deren besonderer Vulnerabilität Rechnung zu tragen, um Instrumentalisierungen zu verhindern.

Dieser Sachstandsbericht informiert über die medizinischen Grundlagen des komplexen Krankheitsbildes Demenz, beleuchtet einschlägige rechtliche Normen und Regelungen, und erörtert ethische Problemstellungen mit Blick auf die normativen Gesichtspunkte des Personenstatus, der Selbstbestimmung, des guten Lebens und der Würde.

Diese Publikation wird als Vorhaben der Nordrhein-Westfälischen Akademie der Wissenschaften und der Künste im Rahmen des Akademienprogramms von der Bundesrepublik Deutschland und dem Land Nordrhein-Westfalen gefördert.

Redaktion: Dr. Marius Bartmann

Die Deutsche Nationalbibliothek verzeichnet diese Publikation in der Deutschen Nationalbibliografie; detaillierte bibliografische Daten sind im Internet über http://dnb.d-nb.de abrufbar.

1. Auflage 2022

© Sebastian Knell | Dietmar Thal | Volker Lipp

Publiziert von
Verlag Karl Alber - ein Verlag in der Nomos Verlagsgesellschaft mbH & Co. KG
Waldseestraße 3-5 | 76530 Baden-Baden
www.nomos.de

Gesamtherstellung:
Nomos Verlagsgesellschaft mbH & Co. KG
Waldseestraße 3-5 | 76530 Baden-Baden

ISBN (Print): 978-3-495-49244-4
ISBN (ePDF): 978-3-495-99937-0

DOI: https://doi.org/10.5771/9783495999370

Onlineversion
Nomos eLibrary

Inhalt

Vorwort

Demenzielle Erkrankungen sind durch den fortschreitenden Verlust von kognitiven Fähigkeiten einer Person gekennzeichnet, der sich nach und nach auf ihren Lebensplan, ihr Gedächtnis, ihre Wahrnehmung und emotionale Verfassung sowie auf ihre Kommunikationsfähigkeit, raumzeitliche Orientierung und Handlungsspielräume auswirkt. Im sozialen Raum werden bei Personen, die sich in späten Stadien einer demenziellen Erkrankung befinden, Verhaltensauffälligkeiten und Persönlichkeitsveränderungen wahrgenommen. Aufgrund ihres Verlaufs gelten demenzielle Erkrankungen als schweres persönliches Schicksal.

Die normativen Herausforderungen demenzieller Erkrankungen berühren unmittelbar das Selbstverständnis der Person, ihre narrative Identität und Selbstbestimmung sowie ihre Urteils- und Einwilligungsfähigkeit. Diese Bestimmungen verfallen bei demenziell erkrankten Personen. Dementsprechend ist ständig zu überprüfen, welchen Anhalt sie im Leben der betroffenen Person noch haben. Während es als unstrittig gilt, dass wir es bei demenziell Erkrankten ontologisch, ethisch und rechtlich mit Personen zu tun haben, die im Hinblick auf ihre Identität mit den der Erkrankung vorhergehenden Lebensphasen unmittelbar verknüpft sind, wird die Situation hinsichtlich von Selbstbestimmung, Urteils- und Einwilligungsfähigkeit zusehends unübersichtlicher. Der Verlust der Kommunikationsfähigkeit erzeugt große epistemische Unsicherheiten bei der Feststellung der Einstellungen und Absichten von demenziell erkrankten Personen. Es muss am Ende auf Gesten und Ausdrucksverhalten zurückgegriffen werden, denen nicht nur die Eindeutigkeit fehlt, sondern die ihrerseits Veränderungen und Einschränkungen ausgesetzt sind.

Im Zuge des rechtfertigungsfähigen Umgangs mit schwer demenziell Erkrankten setzt die ethische Gemeinschaft der Personen auf asymmetrische Anerkennungen, mit deren Hilfe sich ausdrückliche oder verdeckte Formen von Instrumentalisierung und Paternalismus vermeiden lassen. Aus asymmetrischen Anerkennungen gehen ethische und rechtliche Ansprüche hervor, die als solche von

13

der betroffenen Person kaum noch erfasst oder formuliert werden können. Dabei geht es vor allem auch um die Manifestation ihrer Würde. Sie muss auch im Zustand der Hilflosigkeit in den Augen der anderen Personen als prinzipiell geachtet wahrnehmbar sein, auch wenn sie das vielleicht faktisch nur sehr mittelbar erlebt. Asymmetrische Anerkennungen, die sich auf Personen in hilflosen Situationen richten, führen zu ethischen und rechtlichen Erhöhungen der Fürsorgeanforderungen sowie zu Strategien der Schadens- und Leidensvermeidung. Gerade im Recht findet sich eine Vielzahl von Vorkehrungen, die auf die besondere Vulnerabilität der Patientinnen und Patienten abhebt. Das gilt vor allem für Fälle, in denen offensichtlich ist, dass die erkrankten Personen über kein Verständnis der Bedeutung und Folgen ihres Handelns für sich und andere mehr verfügen und damit auch keine Verantwortung für ihre Taten übernehmen können.

Wenn eine Person aufgrund ihrer Erkrankung in einer spezifischen Situation über keine hinreichende Urteils- oder Einwilligungsfähigkeit verfügt, haben wir es mit einem kognitiven Mangel zu tun. Ihr Rechtsstatus als Person bleibt davon unberührt. Das kognitive Defizit erweist sich bei ärztlichen Behandlungen als schwerwiegendes Problem, weil mit ihm die Grundlagen für eine informierte Einwilligung verloren gehen. In einem solchen Fall ist es unumgänglich, eine weitere Person hinzuzuziehen, die in einem rechtlich belastbaren Sinne über das Vertrauen der Patientin beziehungsweise des Patienten verfügt. Bei der rechtlichen Betreuung ist der mutmaßliche Wille einer schwer demenziell erkrankten Person von entscheidender Bedeutung. Er schränkt den Handlungsspielraum von ärztlicher Behandlung und rechtlicher Betreuung ein.

Eine weitere Schwierigkeit stellt sich dann ein, wenn Patientenverfügungen, die in der Vergangenheit verfasst worden sind, Reaktionen von Patientinnen und Patienten widersprechen. Diese Reaktionen können eine informationsartige Form annehmen und sind entsprechend ethisch und rechtlich zu beachten. Um sich dem mutmaßlichen Willen von Personen im späten Stadium einer demenziellen Erkrankung nähern zu können, wird ein natürlicher Wille unterstellt, der nicht von ausdrücklicher Kommunikationsfähigkeit abhängig sein soll. Der Begriff des natürlichen Willens bezieht sich auf ein epistemisch und kommunikativ vages Phänomen, das sich in seinen Merkmalen von gewohnten Ausdrucksweisen einer Person grundsätzlich unterscheidet.

Mit der inhaltlichen Identifikation des natürlichen Willens verbinden sich schwerwiegende epistemische Probleme. Zwar können Abwehrreaktionen gut beobachtet werden, ihr Grund entzieht sich jedoch oft einer klaren Bestimmung. Beispielsweise ist die Weigerung, Nahrung zu sich zu nehmen, noch kein Anzeichen für Lebensüberdruss, wie oftmals angenommen wird, sondern hängt möglicherweise mit Schmerzen zusammen, über welche die erkrankte Person nicht mehr sicher Auskunft geben kann.

Von der hermeneutischen Annäherung an den natürlichen Willen werden Hilfestellungen bei Entscheidungen im Sinne der erkrankten Person zu ihrer Behandlung und Betreuung erwartet. Weil die Dimension des sprachlichen Austauschs sowie des Gebens und Nehmens von Gründen nicht zur Verfügung steht, mit der sich in der sozialen Praxis Wege des Fremdverstehens eröffnen, stellt sich bei demenziellen Erkrankungen im späten Stadium das verschärfte Problem des Zugangs zu Fremdpsychischem. Auch wenn Mutmaßungen zum natürlichen Willen nicht mit Ausdrucksformen von Autonomie zu verwechseln sind, können sie gleichwohl nützlich sein, um die jeweilige Erlebens- und Ausdruckssituation der erkrankten Person mit vorgängigen Einstellungen und Wertungen zu verbinden, die noch nicht durch die Erkrankung gestört gewesen sind. Patientenverfügungen sind unbeschadet ihrer epistemischen und normativen Grenzen ein gutes Hilfsmittel bei der Bewältigung praktischer Schwierigkeiten des Fremdverstehens. Sie erlauben zumindest mittelbar auf Behandlungssituationen am Lebensende Einfluss zu nehmen, bei denen die Gefahr besteht, in unerträgliche oder würdelose Situationen zu geraten.

Ein anderer Ansatz beim Umgang mit dem Verkümmern kommunikativer Fähigkeiten sind Verfügungen nach dem Modell einer Odysseus-Abmachung, die nicht revidierbar festlegt, dass im Fall eigener hilfloser Zustände keine Mutmaßungen zum natürlichen Willen anzustellen und die abgefassten Anweisungen unbefragt umzusetzen seien. Weil die Revision von vornherein ausgeschlossen wird, ist eine solche Abmachung kein Ausdruck von Autonomie. Denn die Möglichkeit, aus guten Gründen eine einmal getroffene Entscheidung zu revidieren, ist eine notwendige Bedingung von Selbstbestimmung und Autonomie, anderenfalls läge eine Instrumentalisierung beziehungsweise Selbstinstrumentalisierung der »späteren Person« durch die »frühere Person« vor. Odysseus hat bekanntlich die

(MELAS), Schilddrüsenunterfunktion, Wilson Krankheit) ebenfalls zu einer Demenz führen. Hiervon sind die behandelbaren Demenzformen hervorzuheben, die zwar sehr selten vorkommen, aber unbedingt erkannt werden sollten. Die Schilddrüsenunterfunktion (Hypothyreose) ist durch Hormongabe behandelbar. Den Normaldruckhydrozephalus kann man mit Anlage eines so genannten *Shunts* (eines Abflusses des sich aufstauenden Hirnkammerwassers) behandeln. Die limbische Encephalitis ist immunsuppressiv behandelbar bzw. bei Assoziation mit einem Tumor durch Behandlung des Tumors. Auch die Kupferstoffwechselstörung bei der Wilson Erkrankung lässt sich behandeln. Durch Masernimpfung kann der SSPE vorgebeugt werden. Durch adäquate Behandlung der Grundkrankheit sind eine HIV-Enzephalitis und eine zerebrale Manifestation einer Whipple'schen Krankheit zu begegnen. Einer vaskulären Demenz kann durch Reduzierung kardiovaskulärer Risikofaktoren präventiv entgegengewirkt werden, so dass das Erkrankungsrisiko gemindert wird. Da neurodegenerative Erkrankungen, insbesondere die Alzheimer Krankheit, den größten Teil der Demenzen ausmachen, werde ich im Folgenden hierauf fokussieren.

3. Symptome[3]

Eine Demenz äußert sich häufig durch einen schleichenden Beginn mit Defiziten entweder der Gedächtnisfunktion, Sprache, praktischer Fähigkeiten, Aufmerksamkeit oder der örtlichen Orientierung. Da es sich hier erst um sehr subtile Veränderungen handelt, wird eine Demenz häufig erst nach Entwicklung deutlicherer Symptome auf den o. g. Funktionsfeldern erkannt. Darüber hinaus können auch Verhaltensveränderungen auftreten wie z. B. ein erhöhtes Aggressionspotential, Distanzminderung, Persönlichkeitsveränderungen, vermindertes Einsichtsvermögen oder Depression. Derartige Symptome finden sich vor allem bei Erkrankten mit einer frontotemporalen Demenz, können aber auch bei anderen Demenzen auftreten oder bei Mischbildern (Mischdemenz) aus verschiedenen Demenzformen, z. B. Alzheimer Krankheit und frontotemporal oder vaskulären Demenz. Darüber hinaus werden auch visuelle Halluzinationen

---

[3] Vgl. Jessen et al. 2018: 654.

bei Erkrankten mit einer Lewy-Körper Demenz oder einer posterioren kortikalen Atrophie (Variante der Alzheimer Krankheit) beschrieben. Der Verlauf kann dabei bereits Hinweise auf die Ursache der Demenz geben. So beginnt die Alzheimer Krankheit unmerklich mit sehr leichten Einschränkungen der Aufmerksamkeit oder Gedächtnisfunktion und benötigt 2–15 Jahre bevor sich ein Vollbild der Demenz entwickelt. CJD dagegen kann binnen eines Jahres von initialen Symptomen bis zum Endstadium übergehen. Im Gegensatz zu kontinuierlicher Symptomverschlechterung bei degenerativen Demenzen zeigt die vaskuläre Demenz häufig eine schrittweise Verschlechterung mit deutlich erkennbaren Verschlechterungsschritten, wie sie durch Infarkte/Mikroinfarkte verursacht werden können.

Der Schweregrad der Demenz kann mittels unterschiedlicher Scores und Tests erhoben werden. Am gebräuchlichsten ist der *Mini Mental State Examination* (MMSE) Test. Dieser Test besteht aus 30 Fragen und testet Kurzeitgedächtnis, Orientierung zu Zeit und Ort, Aufmerksamkeit, Konzentrationsfähigkeit und Sprachverständnis.[4] Darüber hinaus wird der *Clinical Dementia Rating Score* (CDR-Score) in zahlreichen Studien zur Einschätzung des Demenzstatus gebraucht. Für die Ermittlung des CDR-Scores wird anhand fremdanamnestischer Daten (Bericht von Angehörigen, Krankenblattanalyse etc.) bestimmt, inwieweit Gedächtnisfunktion, Orientierung zu Ort, Zeit und Person, Urteils- und Problemlösungsvermögen, gesellschaftliche Aktivitäten, Heimaktivitäten, Hobbies und Körperpflege objektiv beeinträchtigt sind.[5] Der hier beschriebene klassische CDR-Score wurde für die Alzheimer Demenz entwickelt. Eine Modifikation für die frontotemporale Demenz berücksichtigt Sprachfertigkeiten und Verhaltensauffälligkeiten.[6]

4. Funktionelle Anatomie des Gehirns[7]

Um begreifen zu können, wie die unter 2. aufgeführten Erkrankungen durch die mit ihnen einhergehenden Veränderungen zu den unter 3. aufgeführten Symptomen führen, ist es nötig, die Funktionsweise des Gehirns in Grundzügen zu verstehen.

---

4 Vgl. Folstein et al. 1975: 189–198.
5 Vgl. Morris 1993: 2412–2414.
6 Vgl. Knopman et al. 2008: 2957–2968.
7 Vgl. Kandel et al. 2000; Paxinos / Mai 2003; Graham / Lantos 1997.

Das Gehirn besteht aus Nervenzellen, zentralnervösen Stütz- und Versorgungszellen (Gliazellen), immunkompetenten Zellen (Mikroglia) und Blutgefäßen. Die Nervenzellen werden durch Gliazellen ernährt, die wiederum in Kontakt mit den Blutgefäßen stehen, um Sauerstoff und Nährstoffe aufnehmen zu können. Eine Störung der Durchblutung, wie sie bei Hirninfarkten und der vaskulären Demenz auftritt, kann somit Nervenzellen ebenso schädigen wie Veränderungen an den Gliazellen, z. B. durch Proteinaggregate bei Formen der frontotemporalen Demenz (z. B. progressive supranukleäre Paralyse, kortikobasale Degeneration). D. h. Ursache für die Degeneration und letztlich den Tod einer Nervenzelle kann neben einer primären Nervenzellschädigung auch eine indirekte Alteration durch Störung der Blutversorgung oder Gliazellfunktion sein.

Nervenzellen im Gehirn stehen mit zahlreichen anderen Nervenzellen über Synapsen in Verbindung. Synapsen sind Kommunikationspunkte zwischen zwei Nervenzellen. Eine Nervenzelle gibt hier Botenstoffe ab, die von der zweiten Nervenzelle über Rezeptoren erkannt werden und je nach Botenstoff und Stärke des Signals zu elektrischen Potentialveränderungen in den Information-aufnehmenden Fortsätzen der Nervenzellen, den Dendriten, führen. Eine Nervenzelle hat zumeist mehrere Dendriten, die von zahlreichen Synapsen übersät sind. Alle die durch die Synapsen hervorgerufenen Potentialveränderungen werden im Zellkörper der Nervenzelle verrechnet. Abhängig vom Ergebnis dieser Verrechnung wird die Nervenzelle erregt oder nicht. Bei Erregung wird ein Aktionspotential in einem speziell dafür vorgesehenen Ausläufer der Nervenzelle, dem Axon, gebildet, was dazu führt, dass diese Nervenzelle nun selbst Botenstoffe freisetzt. Bei Verlust/Degeneration von Dendriten oder Synapsen wird die Komplexität der funktionellen Nervenzellnetzwerke vermindert.

Nerven- und Gliazellen sind in unserem Gehirn in umschriebenen Gehirnbereichen lokalisiert. Die Nervenzellkörper finden sich in der grauen Substanz, d. h. in der Hirnrinde (= Kortex) und in Kerngebieten unterhalb der Hirnrinde (= subkortikale Kerngebiete) sowie im Rückenmark. Im Kortex unterscheidet man darüber hinaus den beim Menschen hochentwickelten Neokortex von Rindenarealen, die bei niederen Säugetieren in der Regel vergleichbar gut ausgebildet sind wie beim Menschen. Die letzteren bezeichnet man als Allokortex. Hierzu gehören Strukturen, die als Hippocampus und entorhinaler Kortex bezeichnet werden und für die Gedächtnisbildung essentiell sind. Die axonalen Fortsätze der Nervenzellen bilden die weiße Substanz.

Um ein geordnetes Funktionieren unseres Körpers zu garantieren, müssen die unterschiedlichsten Funktionen vom Gehirn gesteuert werden. Hierfür gibt es Steuerungszentren für diese Funktionen und ausführende Nervenzellen, die Befehle an die Endorgane weitergeben. So erhalten die motorischen Nervenzellen im Rückenmark, die den Befehl zur Muskelbewegung geben, ihre Befehle vom primären motorischen Kortex im Gehirn und werden durch Einflüsse des Kleinhirns und anderer extrapyramidal-motorischer Zentren modifiziert. Bei einer Störung im primären Kortex können bestimmte Bewegungen, z. B. den großen Zeh strecken, nicht mehr ausgeführt werden, wie z. B. bei einem sehr kleinen Schlaganfall mit motorischer Störung. Komplexere Bewegungen, z. B. das Laufen, benötigen sekundäre und tertiäre Zentren für die entsprechende Funktion.

Diese primären, sekundären und tertiären Zentren im Gehirn sind in gut lokalisierten Arealen der Hirnrinden bei allen Menschen in ähnlicher Weise organisiert. Dabei handelt es sich um lokale, funktionelle Netzwerke von Nervenzellen. Infarkte in solchen Hirnregionen führen zu entsprechenden Funktionsverlusten.

Im Rückenmark und in Kerngebieten des Hirnstamms liegen die Nervenzellen, die die Muskeln und vegetativen Strukturen unseres Körpers in Aktion setzen. Die primäre Information über Sensibilitäts-, Bewegungs-, Stellungs- und Schmerzwahrnehmung werden durch periphere Nervenzellen in den Spinal- und Hirnnervenganglien aufgenommen und an zentralnervöse Neurone weitergegeben. Visuelle und akustische Reize erreichen primär das Mittelhirn und den Thalamus. Die primären Informationen werden in der Regel über Zwischenstationen im Thalamus an die Hirnrinde weitergegeben. Erst erhalten primäre Rindenfelder weitestgehend unbearbeitete Informationen, die in sekundären und tertiären Rindenfeldern interpretiert werden. Zum Abgleich mit früher gespeicherten Informationen gelangen neue Informationen aus der Rinde über die entorhinale Rinde in den Hippocampus, wo diese mit dem Istzustand abgeglichen werden und auch in das Kurzzeitgedächtnis und später eventuell in das Langzeitgedächtnis übertragen werden können. Z. B. gibt es Gitter- und Ortszellen im Hippocampus bzw. der entorhinalen Rinde, die es uns ermöglichen, unsere Position in einem Raum zu identifizieren

(Ortszellen) und uns hieran zu orientieren,[8] wenn wir uns bewegen (Gitterzellen). Wenn diese Zellen zerstört sind, wird uns z. B. ein uns eigentlich bekannter Ort, wie z. B. unser eigenes Haus, immer wieder als neu und unbekannt, also als fremd vorkommen.

In ähnlicher Weise ist auch das motorische Handeln organisiert. In tertiären Rindenfeldern wird ein Bewegungsplan generiert, der via sekundär und primär motorischer Rindenfelder sowie untergeordneter Modifikation durch das Kleinhirn und andere Kerngebiete von den motorischen Nervenzellen im Rückenmark und Hirnstamm ausgeführt wird. Z. B. Worte werden im Broca-Sprachzentrum als »Kurzprogramm/App« abgerufen und so an die sekundär und primär motorische Rinde weitergegeben. Patientinnen und Patienten mit einer Störung in diesem Hirnrindenbereich können Worte nicht mehr flüssig aussprechen, da die sekundäre und primäre Rinde bei Fehlen des entsprechenden »Kurzprogrammes« nur auf »Umwegen« die zur Aussprache der entsprechenden Worte nötigen Befehle erhält.

5. Plastizität des Gehirns bei Untergang von Nervenzellen

Der Aufbau des Gehirns mit spezifischen Funktionszentren führt dazu, dass bei Nervenzelluntergang in spezifischen Hirnregionen umschriebene Funktionsdefizite auftreten. Im Prinzip verfügt das Gehirn über die Möglichkeit, dass nicht-geschädigte Hirnbereiche ausgefallene Funktionen übernehmen können. So können neurologische Defizite, die durch einen Schlaganfall bedingt sind, ganz oder teilweise im Laufe der Zeit kompensiert werden, abhängig von der Größe des untergegangenen Hirnareals und dessen funktioneller Bedeutung. Dieses Phänomen beruht auf der Plastizität des Gehirns, d. h. der Fähigkeit von Nervenzellen, einmal geknüpfte Verbindungen aufzulösen und neue einzugehen. D. h. Synapsen, die nicht mehr gebraucht werden, werden abgebaut. Dafür entstehen neue. Diese Plastizität soll beim Lernen und der Gedächtnisbildung eine Rolle spielen. Trotz der Fähigkeit des Gehirns, ausgefallene Funktionen durch Umbau der Verschaltungen noch vorhandener Nervenzellen zu kompensieren, können aber einmal abgestorbene Nervenzellen nicht mehr ersetzt werden. Hier bleibt lediglich zentralnervöses Narbengewebe übrig. D. h. die Fähigkeit des Gehirns zur Funktionsübernahme

---

8 Vgl. Hartley et al. 2014: 20120510; Moser et al. 2017: 1448–1464.

untergegangener Nervenzellen durch andere hängt auch entscheidend von der Verfügbarkeit nicht untergegangener Nervenzellen ab. Wenn keine Nervenzellen mehr da sind, die Funktionen übernehmen können, bleibt die Gehirnfunktion somit unumkehrbar geschädigt.

6. Pathologie der Alzheimer Krankheit[9]

Die funktionellen Ausfälle bei Alzheimer Erkrankten gehen mit einem massiven Untergang von Nervenzellen und Synapsen (Nervenzellverknüpfungen) einher. Am besten kann man das Ausmaß des Nervenzelluntergangs im Gehirn von Alzheimer Erkrankten abschätzen, indem man das Gewicht des Gehirns von Alzheimer Erkrankten von ca. 800–1000 g mit dem von neurologisch gesunden Personen (1200–1500 g) vergleicht. Es fehlen Alzheimer Erkrankten dem zufolge mindestens 200–400 g Hirnmasse, was aufgrund der Tatsache, dass untergegangene Nervenzellen vom Gehirn nicht mehr ersetzt werden können, unumkehrbar ist.

6.1 Alzheimer-typische neuropathologische Veränderungen

Der Verlust von Nervenzellen und der Synapsendichte ist allen neurodegenerativen Demenzerkrankungen gemeinsam. Spezifische Veränderungen, die die Alzheimer Krankheit definieren sind Alzheimer'sche Neurofibrillenveränderungen und senile Plaques.[10] Neben diesen beiden bereits bei der Erstbeschreibung der Erkrankung evidenten Veränderungen sind weitere Veränderungen im Gehirn von Alzheimer Erkrankten zu finden. Dabei kann es sich um weitere altersabhängige Veränderungen handeln, die zu anderen Erkrankungen führen (Lewy-Köper (Morbus Parkinson) oder Ablagerungen von *transactive response DNA-binding protein* TDP-43 (limbisch-prädominante altersabhängige TDP-43 Enzephalopathie = LATE)).[11] Andere Veränderungen machen wahrscheinlich ein Teil der Alzheimer Krankheit aus, wie die cerebrale Amyloidangiopathie (CAA) oder

---

9 Vgl. Thal 2012: 193–208; Jessen et al. 2018: 654.
10 Vgl. Alzheimer 1907: 146–148.
11 Vgl. Toledo et al. 2016: 393–409; Nelson et al. 2019: 1503–1527.

die granulovakuoläre Degeneration (GVD).[12] Diese Veränderungen werden im Folgenden definiert.

6.1.1 Alzheimer'sche Neurofibrillenveränderungen (neurofibrillary tangles)

Fibrilläre Aggregate von abnorm phosphoryliertem τ-Protein in Nervenzellen (Abb. 1a). Hierbei sammelt sich zunächst abnorm phosphoryliertes τ-Protein in Zellkörper und Dendriten von Nervenzellen (*pretangles*), das sich in einem zweiten Schritt zu fibrillären Aggregaten, den eigentlichen Neurofibrillenveränderungen, zusammenlagert. Diese fibrillären Veränderungen findet man auch in Nervenzellfortsätzen als Neuropilfäden (Abb. 1b). Dieser Prozess führt über 5– 10 Jahre zum Absterben der Nervenzellen, so dass nur noch die Fibrillenaggregate als *ghost tangles* übrig bleiben.[13]

---

[12] Vgl. Thal et al. 2008: 599–609; Thal et al. 2011: 577–589.
[13] Vgl. Morsch et al. 1999: 188–197.

Abb. 1: Charakteristische morphologische Veränderungen bei der Alzheimer Krankheit

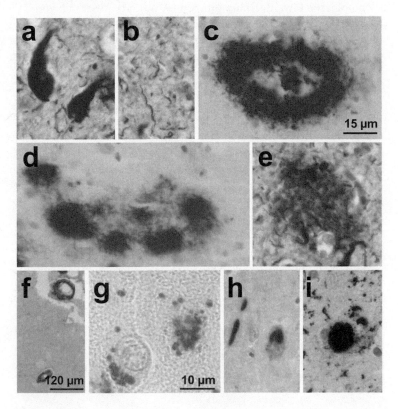

a: Alzheimer'sche Neurofibrillenveränderung; Gallyas-Versilberung. b: Neuropilfäden; Gallyas-Versilberung. c: Klassischer Amyloidplaque mit Amyloidkern; anti-Aβ Immunhistochemie. d: Diffuse Amyloidplaques; anti-Aβ Immunhistochemie. e: Neuritischer Plaque mit Amyloidablagerungen (braun) und dystrophen Neuriten, die Neurofibrillen (schwarz) aufweisen; anti-Aβ Immunhistochemie (braun) + Gallyas-Versilberung (schwarz). f: Cerebrale Amyloidangiopathie (CAA); anti-Aβ Immunhistochemie. g: Granulovakuoläre Degeneration; anti-pMLKL Immunhistochemie. h: Neuronale cytoplasmatische TDP-43 Einschlüsse; anti-pTDP-43 Immunhistochemie. i: Lewy-Körper; anti-α-Synuklein Immunhistochemie. Maßstab-Balken in c steht für a—e, h, i. Bei Abweichungen sind separate Maßstab-Balken angegeben. ©Dietmar Thal, Abdruck mit Genehmigung.

6.1.2 Senile Plaques

Pathologische Eiweißverklumpungen (Amyloid) außerhalb von Zellen (extrazellulär), deren Hauptkomponente das Amyloid-β-Protein (Aβ) ist (Abb. 1c–e). Die Amyloidablagerungen besitzen zumeist eine rundliche Struktur, z. T. mit einem Kern aus dichtem Amyloid, das auch Amyloid-typische Färbeeigenschaften besitzt (Abb. 1c). Man unterscheidet zwischen mannigfachen Formen von Plaques mit und ohne Amyloidkern (Abb. 1c, d), die z. T. charakteristische Muster in bestimmten anatomischen Hirnregionen zeigen, wobei die pathologische Wertigkeit der Ablagerungen nicht variiert. Die einzige Ausnahme hiervon ist der neuritische Plaque, der zusätzlich zu Amyloidablagerungen noch τ-positive Neuritenveränderungen aufweist (Abb. 1e). Diese Plaqueform findet man als Folgeschritt nach Einsetzen des Entstehens von senilen Plaques ohne neuritische Veränderungen. Tierexperimentell konnte gezeigt werden, dass Aβ-Ablagerungen zu dendritischen Veränderungen führen und die Bildung von τ-Pathologie, d. h. Neurofibrillenveränderungen bei entsprechender Prädisposition begünstigen.[14] Darüber hinaus können Amyloidaggregate die Bildung solcher Aggregate in einem noch nicht betroffenen Gehirn auslösen, sofern auch hierfür eine Prädisposition vorliegt.[15] Im Mausmodell bedeutet diese Prädisposition, dass z. B. für das Induzieren von Aβ-Ablagerungen nicht aggregiertes Aβ vorhanden sein muss, d. h. durch genetische Modifikation der Tiere verstärkt produziert wird. Für die Stimulierung von τ-Pathologie gilt das analog für die Produktion von τ-Protein.

6.1.3 Cerebrale Amyloidangiopathie (CAA)

Eiweißverklumpungen in den Wänden von Blutgefäßen des Gehirns und der weichen Hirnhäute, deren Hauptbestandteil dasselbe Aβ-Protein ist, das auch in den senilen Plaques vorkommt (Abb. 1f). Alle Gefäßtypen (Arterien, Arteriolen, Kapillaren, Venolen und Venen) können vaskuläre Aβ-Ablagerungen aufweisen, wobei Arterien und Arteriolen normalerweise stärker befallen werden als venöse Gefäße. Kapillaren zeigen nur in einem Teil der Alzheimer Fälle eine CAA.

14 Vgl. Gotz et al. 2001: 529–534; Capetillo-Zarate et al. 2006: 2992–3005.
15 Vgl. Meyer-Luehmann et al. 2006: 1781–1784; Gotz et al. 2001: 529–534.

Der Schweregrad der CAA steigt mit zunehmendem Schweregrad der Alzheimer-Pathologie.[16] Ein Zusammenhang zwischen CAA und Entstehung seniler Plaques konnte in Mausmodellen gezeigt werden. Hier war es möglich, CAA durch neuronale Produktion von Aβ einhergehend mit Plaquepathologie zu induzieren.[17] Diese Aβ-assoziierte Form der CAA wird als sporadische CAA gefunden oder durch Mutation im Amyloidvorläuferprotein, Presenilin 1 oder 2 verursacht. Auf der anderen Seite können auch andere amyloidogene Eiweiße (z. B. Transthyrretin, Gelsolin, Cystatin C) eine CAA, unabhängig von der Alzheimer Krankheit, verursachen.[18]

6.1.4 Granulovakuoläre Degeneration (GVD)

Ansammlung von Vakuolen, die lichtmikroskopisch erkennbare Granula besitzen, bestehend aus Ansammlungen unterschiedlichster, zumeist phosphorylierter Proteine im Zellkörper von Nervenzellen (Abb. 1g). Durch Untersuchung in Zellkulturexperimenten und transgenen Mausmodellen ist deutlich, dass τ-Fibrillen, wie sie in Neurofibrillenveränderungen vorkommen, GVD induzieren können.[19] Amyloid kann das nicht. Unter den Eiweißen, die in den Granula bei GVD zu finden sind, sind auch Eiweiße, die den Zelltod einleiten können. Interessanterweise korreliert auch der regionale Nervenzellverlust gut mit der Präsenz der GVD bei der Alzheimer Krankheit.[20] Auch wenn GVD nicht nur bei Fällen mit Alzheimer Krankheit zu finden ist, korreliert die Ausbreitung der GVD-Veränderungen über das Gehirn gut mit der der Alzheimer-typischen Veränderungen (Neurofibrillenveränderungen und Plaques).[21]

6.1.5 TDP-43 Proteinablagerungen

Neben τ und Aβ findet man Ablagerungen des TDP-43 Proteins im Zellkörper und Dendriten von kortikalen Nervenzellen von Alzhei-

---

[16] Vgl. Thal et al. 2003: 1287–1301.
[17] Vgl. Calhoun et al. 1999: 14088–14093.
[18] Vgl. Thal et al. 2008: 599–609.
[19] Vgl. Wiersma et al. 2019: 943–970; Kohler et al. 2014: 169–179.
[20] Vgl. Koper et al. 2020: 463–484.
[21] Vgl. Thal et al. 2011: 577–589.

mer Erkrankten (Abb. 1h). TDP-43 Ablagerungen finden sich auch bei der amyotrophen Lateralsklerose (ALS) und der Frontotemporolobären Degeneration und sind hier charakteristisch für die jeweiligen Erkrankungen.[22] Ob TDP-43 Aggregate bei der Alzheimer Krankheit Teil dieser Erkrankung ausmachen oder eine eigenständige limbischprädominante altersabhängige TDP-43 Encephalopathie (LATE) darstellen, wird derzeit kontrovers diskutiert.[23]

6.1.6 Lewy-Körper

Kugelförmige Eiweißaggregate im Zellleib von Nervenzellen, bestehend aus Aggregaten des α-Synuklein Proteins (Abb. 1i). Diese Einschlüsse sind typisch für die Parkinson Krankheit und die Demenz mit Lewy-Körpern, kommen aber auch in einer signifikanten Anzahl von Alzheimer Erkrankten vermutlich als Co-Pathologie vor.[24]

6.2 Pathologische Stadien der Alzheimer Krankheit und deren Relevanz

Im Verlauf der Alzheimer Krankheit werden die unterschiedlichen Bereiche des Gehirns in einer immer gleichbleibenden Abfolge von den jeweiligen Veränderungen befallen, wobei die Regionen und Abfolgen zwischen den unterschiedlichen Pathologien deutlich variieren.

6.2.1 Stadien der Alzheimer'schen Neurofibrillenpathologie (Braak-Stadien)

Alzheimer'sche Neurofibrillenveränderungen entwickeln sich nicht in allen Hirngebieten gleichzeitig. Vielmehr beginnt der Prozess der Akkumulation von abnorm phosphoryliertem τ-Protein in wenigen Nervenzellen im Hirnstamm und basalen Vorderhirn, die bestimmten Kerngebieten zuzuordnen sind (Locus coeruleus, Raphe Kerne, Nucleus basalis Meynert), und in der Regio transentorhinalis (Sta-

---

[22] Vgl. Neumann et al. 2006: 130–133.
[23] Vgl. Nelson et al. 2019: 1503–1527; Josephs et al. 2019: e47.
[24] Vgl. Toledo et al. 2016: 393–409.

dium I). Von hier aus breiten sich die Neurofibrillenveränderungen Schritt für Schritt weiter aus, zunächst auf die Regio entorhinalis (Stadium II), auf den Hippocampus und die basale temporale Hirnrinde (Stadium III), dann den gesamten Temporallappen (Stadium IV), weitere Rindenbereiche mit Ausnahme primärer Rindengebiete (Stadium V), welche in Stadium VI dann auch befallen werden (Abb. 2a). Nach den Erstbeschreibenden Heiko und Eva Braak werden diese Stadien heute als Braak-Stadien bezeichnet.[25]

Klinische Symptome einer Demenz findet man bei Erkrankten mit Braak-Stadien IV–VI, während die ersten Stadien (I–III) praktisch keine Symptome verursachen. Dass die ersten Stadien keine Symptome bedingen, kann zum einen daran liegen, dass die verursachten Nervenzelluntergänge nicht gravierend genug für die Auslösung von Symptomen sind, oder dass zum anderen eine ausreichende Kompensation durch noch gesunde Nervenzellen im Rahmen der Plastizität des Gehirns möglich ist. Bei bevorzugtem Befall von entorhinalem Kortex und Hippocampus wird zunächst deren Funktion beim Kurzzeitgedächtnis gestört, während später wohl auch Orts- und Gitterzellen, die hier lokalisiert sind, so stark untergehen, dass die Orientierung dadurch beeinträchtigt wird. Beim Übergang in Stadium V, in dem sekundäre und tertiäre Rindenfelder in Mitleidenschaft gezogen werden, sind auch ein Verlust des Wortverständnisses sowie der verständlichen Kommunikation zu erwarten, ebenso wie der Verlust von Fertigkeiten (Apraxie). Das Spektrum der Ausfälle kann hier deutlich bei Erkrankten variieren, wahrscheinlich je nach dem Befallsmuster. Das hat zur Beschreibung klinischer Varianten der Alzheimer Krankheit geführt.[26]

---

[25] Vgl. Braak / Braak 1991: 239–259; Braak et al. 2011: 960–969.
[26] Vgl. Murray et al. 2011: 785–796.

Dietmar Rudolf Thal

Abb. 2: Ausbreitungsmuster der verschiedenen pathologischen Veränderungen bei der Alzheimer Krankheit

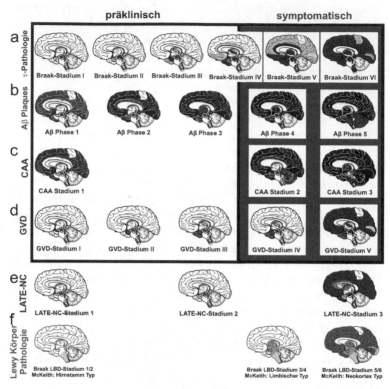

a: Die Ausbreitung der Neurofibrillenveränderungen folgt den Braak-Stadien. **b:** Die Ausbreitung der Amyloidplaques wird durch die Amyloid-Phasen beschrieben. **c:** Die cerebrale Amyloidangiopathie breitet sich in drei unterscheidbaren Stadien über das Gehirn aus. **d:** Die mit dem Zelltodmechanismus Nekroptose-assoziierte granulovakuoläre Degeneration (GVD) breitet sich in fünf unterscheidbaren Stadien über das Gehirn aus. **e, f:** Nicht direkt mit der Alzheimer Krankheit assoziiert, aber im Gehirn älterer, demenziell erkrankter Personen häufig zu findende TDP-43-Pathologie (**e**) und Parkinson-assoziierte Lewy-Körper (**f**) zeigen ebenfalls anatomische Hierarchien, in welchen die jeweiligen Hirnregionen in den Krankheitsverlauf einbezogen werden. Bei der Lewy-Körper-Pathologie werden hierbei zwei Stadiensysteme in der wissenschaftlichen Literatur gebraucht: die

Braak LBD (Lewy body disease) -Stadien[27] und die McKeith-Typen (Hirnstamm, limbischer und Neokortextyp).[28] ©Dietmar Thal, Abdruck mit Genehmigung.

6.2.2 Phasen der Ausbreitung seniler Plaques (Aβ-Phasen)

Auch die Ablagerung von Aβ in senilen Plaques folgt einer immer gleichbleibenden Sequenz, in der die Hirnregionen nacheinander befallen werden. Im Gegensatz zu der τ-Pathologie, die die primären, sekundären und tertiären Rindenfelder des Neokortex erst im Endstadium involviert, sind senile Plaques im Neokortex bereits in Phase 1 zu sehen, während der Rest des Gehirns frei von Amyloidplaques ist. Als nächstes treten senile Plaques im Allokortex auf (Phase 2), gefolgt von subkortikalen Kerngebieten mit Namen Striatum, Thalamus und Hypothalamus (Phase 3), worauf Hirnstammkerngebiete im Mittelhirn und der Medulla oblongata (Phase 4), in der Brücke und auch schließlich das Kleinhirn Plaques aufweisen (Phase 5) (Abb. 2b).[29] Symptomatische Alzheimer Erkrankte zeigen Phase 4 oder 5 Plaquemuster. Die Aβ-Phasen 1–3 findet man, wie auch die Braak-Stadien I–III, in der Regel bei kognitiv normalen Individuen. Die Ablagerung von Plaques im Neokortex scheint somit per se keine nicht zu kompensierenden Folgen zu haben. Hierfür spricht auch die Tatsache, dass transgene Mausmodelle, die Plaquepathologie aufgrund einer alleinigen Überproduktion von Aβ aufweisen, keine τ-Pathologie haben. In vielen von diesen Mausmodellen ist kein Nervenzellverlust zu erkennen, während einzelne Mauslinien einen Nervenzellverlust ohne τ-Pathologie zeigen.[30]

6.2.3 Stadien der Ausbreitung der CAA

Bei der CAA wird wie bei der Entstehung von senilen Plaques dasselbe Aβ-Protein abgelagert. Somit ist es nicht verwunderlich, dass auch CAA-affizierte Blutgefäße zuerst in leptomeningealen und neokortikalen Gefäßen zu finden sind (CAA Stadium 1), bevor allokortikale Gefäße und Kleinhirngefäße befallen werden (CAA Stadium 2).

---

[27] Vgl. Braak et al. 2003: 197–211.
[28] Vgl. McKeith et al. 2005: 1863–1872.
[29] Vgl. Thal et al. 2002: 1791–1800.
[30] Vgl. Calhoun et al. 1998: 755–756.

Zuletzt werden Blutgefäße subkortikaler Kerngebiete und der weißen Substanz bei der CAA involviert (CAA Stadium 3) (Abb. 2c).

In unterschiedlichen Studien wurde gezeigt, dass 80–100 % aller Alzheimer Erkrankten parallel eine CAA entwickeln, meist mit CAA Stadium 2 oder 3. Auch korreliert die Entwicklung der CAA-Stadien sehr gut mit der der Aβ-Phasen.[31]

Bei Beteiligung von Kapillaren am Krankheitsprozess der CAA kann dies zu Durchblutungsstörungen führen, die das Auftreten von mikroskopisch kleinen Infarkten (= Mikroinfarkten) im Hippocampus begünstigen, was wiederum zu einer Verschlechterung der kognitiven Leistung von Erkrankten führen kann.[32]

6.2.4 Stadien der GVD-Ausbreitung

GVD findet man zuerst in der Hippocampusregion im CA1 Sektor und im Subiculum (Stadium 1). Von hier aus breitet sich die GVD auf den Hippocampussektor CA4 und in den entorhinalen Kortex aus (Stadium 2), worauf temporaler Neokortex (Stadium 3), Hypothalamus und/oder Amygdala (Stadium 4), und schließlich der frontale und parietale Neokortex befallen werden (Stadium 5). In diesem Stadium findet man auch in diversen Hirnstammkernen GVD. Das Stadium der GVD korreliert gut mit den Braak-Stadien und den Aβ-Phasen (Abb. 2d).[33] Darüber hinaus korreliert das lokale Auftreten der GVD auch mit dem Verlust an Nervenzellen vor Ort.[34]

Auch die TDP-43 und Lewy-Körper-Pathologie, die häufig bei Alzheimer Erkrankten im Rahmen einer neuropathologischen Untersuchung des Gehirns als nicht-Alzheimer-gebundene Pathologien gefunden werden, zeigen stadienhafte Ausbreitungsmuster.

6.2.5 Stadien der neuropathologischen Veränderungen bei LATE (LATE-NC)

Hier wird das vereinfachte Stadiensystem für LATE-NC von Nelson et al. wiedergegeben, das auf einem komplexeren Stadiensystem

---

31 Vgl. Thal et al. 2003: 1287–1301; ders. et al. 2008: 1848–1862.
32 Vgl. Hecht et al. 2018: 681–694.
33 Vgl. Thal et al. 2011: 577–589.
34 Vgl. Koper et al. 2020: 463–484.

von Josephs et al. beruht,[35] welches primär etabliert wurde, um TDP-43-Pathologie bei Alzheimer Erkrankten zu klassifizieren. LATE-NC Stadium 1 entspricht ersten neuronalen Einschlüssen im Zellkörper von Nervenzellen der Amygdala. Sobald der Prozess auf den Hippocampus und andere limbische Regionen sowie basale Kortexregionen übergreift, ist LATE-NC Stadium 2 erreicht, während das dritte und finale Stadium durch Einschlüsse in Nervenzellen der frontalen Hirnrinde charakterisiert ist (Abb 2e).[36]

6.2.6 Stadien/Klassifikation der Lewy-Körper Einschlüsse

Für die Klassifikation verschiedener Stadien der Lewy-Körper Erkrankung existieren mehrere Stadiensysteme, von denen die von McKeith et al.[37] und Braak et al.[38] am häufigsten verwendet werden. Dabei wird grob zwischen einer auf den Hirnstamm beschränkten Ausbreitung (Stadien 1–3 nach Braak; Hirnstammtyp nach McKeith), einem Übergreifen auf Amygdala und Hippocampus (Stadium 4 nach Braak; Limbischer Typ nach McKeith), und einem über viele Hirnregionen verteilten, den Neokortex involvierenden Verteilungsmuster (Stadien 5–6 nach Braak; Neokortextyp nach McKeith) unterschieden (Abb. 2f).

7. Korrelation der neuropathologischen Stadien mit dem Auftreten klinischer Symptome / Identifikation präklinischer (asymptomatischer) Frühstadien der Alzheimer Krankheit

Generell finden sich bei Patientinnen und Patienten, die Symptome der Alzheimer Krankheit zeigen, fortgeschrittene Stadien der entsprechenden Alzheimer-assoziierten Pathologien, d. h. Braak-Stadien IV–VI, Aβ-Phasen 4–5, CAA-Stadien 2–3 und GVD-Stadien 3–5 (Abb. 3a–d). Während die Amyloid-Phasen bei Eintreten in das symptomatische Stadium der Alzheimer Demenz praktisch schon ihr

---

[35] Vgl. Josephs et al. 2016: 571–585; Nelson et al. 2019: 1503–1527.
[36] Vgl. Nelson et al. 2019: 1503–1527.
[37] Vgl. McKeith et al. 2005: 1863–1872.
[38] Vgl. Braak et al. 2003: 197–211.

Maximum erreicht haben, zeigt die τ- und GVD-Pathologie einen weiteren Anstieg mit zunehmendem Schweregrad der Demenz. Da in Tierexperimenten mit transgenen Mäusen und mittels Markierung von Plaques und Neurofibrillenveränderungen durch radioaktiv markierte Liganden, die mittels Positronen-Emissions-Tomographie (PET) beim Menschen detektiert werden können, die Existenz von Frühstadien der Alzheimer Krankheit und deren Weiterentwicklung zum symptomatischen Stadium dokumentiert werden konnte,[39] gehen wir heute davon aus, dass das Vorhandensein von Plaques und Neurofibrillenveränderungen bei kognitiv normalen Individuen Zeichen eines Frühstadiums der Alzheimer Krankheit ist. Inwieweit präklinische Alzheimer Veränderungen immer zur Alzheimer Krankheit führen oder ob es modifizierende Faktoren gibt, die die Entwicklung des symptomatischen Stadiums begünstigen oder verhindern, ist derzeit im Fokus der Forschung.

Da das Gehirn von symptomatischen Alzheimer Erkrankten bereits substanzielle Nervenzellverluste aufzuweisen hat, wird derzeit die präklinische Phase für einen Therapiestart mit einer den Krankheitsverlauf modifizierenden Therapie favorisiert.[40]

TDP-43-Pathologie und Lewy-Körper findet man nur in einem Teil der Alzheimer Erkrankten. Wenn Lewy-Körper bei Alzheimer Erkrankten auftreten, dann zumeist in fortgeschritten Stadien und mit begleitenden Parkinson-Symptomen.[41] TDP-43-Pathologie ist mit einer Verschlechterung des kognitiven Status assoziiert,[42] kann aber auch bei kognitiv gesunden Individuen gefunden werden.[43]

[39] Vgl. Villemagne et al. 2008: 1688–1697; Thal et al. 2006: re1.
[40] Vgl. Cummings et al. 2020: e12050.
[41] Vgl. Toledo et al. 2016: 393–409.
[42] Vgl. Josephs et al. 2014: 811–824.
[43] Vgl. McAleese et al. 2017: 472–479.

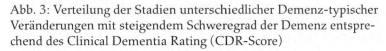

Abb. 3: Verteilung der Stadien unterschiedlicher Demenz-typischer Veränderungen mit steigendem Schweregrad der Demenz entsprechend des Clinical Dementia Rating (CDR-Score)

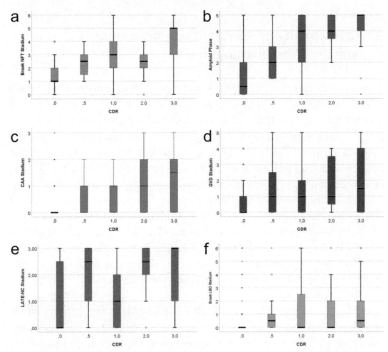

a: Die Neurofibrillen-(NFT)-Pathologie mit der Akkumulation von τ-Protein steigt mit steigendem Demenzgrad. Hier ist zwischen CDR-Score 1 und 3 noch ein deutliches Fortschreiten in der Ausbreitung der Neurofibrillenveränderungen von Braak (NFT) Stadium III bis V/VI zu sehen. **b**: Anstieg der Amyloid-Phasen mit steigendem Demenzgrad (CDR-Score). Bei dementen Personen sind bereits die Phasen 4 und 5 erreicht, so dass die Amyloidplaque-Pathologie bei Demenzeintritt bereits nahezu vollständig entwickelt ist. **c**: Auch die Ausbreitung der CAA, die durch das CAA-Stadium wiedergegeben wird, nimmt bei demenziell erkrankten Personen mit steigendem Demenzgrad zu. **d**: Das Stadium der Ausbreitung von GVD ist bei demenziell erkrankten Personen ebenfalls höher als bei kognitiv Gesunden, auch wenn dann eine weitere Korrelation mit steigendem Demenzscore nicht evident ist. **e**: Ähnlich verhält sich das Ausbreitungsstadium der TDP-43-Pathologie (LATE-NC Stadium). Stadium 3 bleibt hier weitestgehend dementen Individuen vorbehalten. **f**: Das Stadium der Parkinson-assoziierten Lewy-Körper-Pathologie (Braak LBD Stadium) zeigt, dass diese Pathologie zumeist bei Personen mit Demenz zu finden ist. ©Dietmar Thal, Abdruck mit Genehmigung.

8. Altersabhängige Prävalenz von Alzheimer-typischen Veränderungen

Wie aus der Korrelation zum Demenzgrad zu erkennen, finden sich Alzheimer-typische Veränderungen nicht nur bei Personen mit Demenz, sondern auch bei Personen ohne kognitive Veränderungen. Bei der Untersuchung der Altersgruppen, in denen diese Veränderungen auftreten, konnte gezeigt werden, dass τ-Veränderungen bereits sehr früh auftreten können, d. h. bei Individuen unter 20 Jahren, während Amyloidplaques etwas später gefunden werden (Abb. 4). Bei Menschen über 60 Jahren ist die Chance, zumindest initiale Alzheimer-typische Veränderungen finden zu können bereits recht hoch. Insbesondere τ-Pathologie ist hier in 91 % in der Altersgruppe 61–80 Jahre zu finden (Abb. 4a). Danach nimmt die Häufigkeit der τ-Pathologie und insbesondere die Prävalenz von höheren Stadien zu.[44] Ähnliche Altersverteilungen finden sich für senile Plaques, CAA und GVD (Abb. 4b–d).

Das Vorhandensein von TDP-43-Pathologie steigt mit zunehmendem Alter stetig (Abb. 4e). Lewy-Körper-Stadien sind dagegen in der Altersgruppe 61–80 Jahre stärker prävalent als in Individuen über 80 Jahren (Abb. 4f).[45]

---

[44] Vgl. Braak et al. 2011: 960–969.
[45] Vgl. Spires-Jones et al. 2017: 187–205.

Abb. 4: Prävalenz der Stadien Alzheimer-typischer neuropathologischer Veränderungen mit zunehmendem Alter

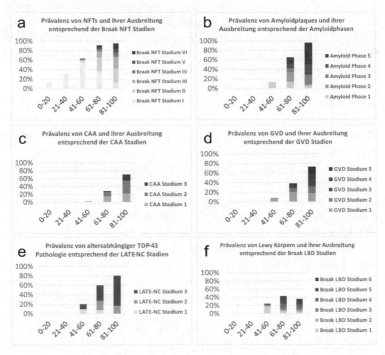

a: Braak NFT Stadien. **b**: Amyloid Phasen. **c**: CAA Stadien. **d**: GVD Stadien. **e**: LATE-NC Stadien (LATE-NC = Neuropathologische Veränderungen der limbischen altersassoziierten TDP-43 Enzephalopathie). **f**: Braak LBD Stadien. Übersetzt aus Tomé / Thal 2021.[46] Abdruck mit Genehmigung.

9. Pathogenetische Aspekte der Alzheimer Krankheit

Die klassischen histopathologischen Veränderungen bei der Alzheimer Krankheit sind den beiden Proteinen Aβ und τ zuzuordnen. Die senilen Plaques bestehen aus extrazellulären Aβ-Aggregaten, Neurofibrillenveränderungen aus abnorm phosphoryliertem τ-Protein. Darüber hinaus wurden im Gen für das Amyloidvorläuferprotein

---

[46] Vgl. Tomé / Thal 2021: 706–708.

(APP) Mutationen gefunden, die für familiäre Formen der Alzheimer Demenz verantwortlich sein können. Aus APP wird durch zwei Enzyme, die β- und die γ-Sekretase Aβ abgespalten. Die γ-Sekretase ist ein Proteinkomplex, zu dem auch die Proteine Presenilin 1 und 2 beitragen. Mutationen in den Presenilin 1 und 2 Genen können ebenfalls familiäre Formen der Alzheimer Krankheit auslösen und gehen mit einer erhöhten Aβ-Produktion einher.

Aufgrund des genetischen Zusammenhangs zwischen Mutationen in Aβ-relevanten Genen, einer daraus resultierenden vermehrten Produktion von Aβ und der Alzheimer Krankheit wurde die Amyloidhypothese aufgestellt, die Aβ als treibenden Faktor für die Entstehung der Alzheimer Krankheit postuliert.[47]

Ein Argument gegen die Amyloidhypothese ist, dass die ersten auftretenden Alzheimer Veränderungen beim Menschen τ-Veränderungen sind. Das hat zu der alternativen Annahme geführt, dass τ-Veränderungen die treibende Kraft hinter der Alzheimer Krankheit sein könnten, möglicherweise angetrieben durch eine Ausbreitung von einer Nervenzelle auf die nächste (Spreading).[48] Inwieweit Aβ einen solchen Propagationsprozess verstärken oder gar erst in Gang setzen kann, wird derzeit diskutiert. Bekannt ist, dass in transgenen Mausmodellen Aβ die Propagation und Entstehung von τ-Pathologie begünstigen kann.[49]

Ein weiteres Argument für die Bedeutung der τ-Pathologie bei der Alzheimer Krankheit ist die Tatsache, dass der Schweregrad der Demenz besser mit der τ-Pathologie korreliert als mit senilen Plaques. Auch ist der Nervenzellverlust besser assoziiert zur τ- und GVD-Pathologie als zur Aβ-Pathologie.[50] In transgenen Mausmodellen konnte gezeigt werden, dass Aβ-Pathologie zwar zu leichten kognitiven Defiziten führt, das Leben dieser Tiere aber nicht wesentlich alteriert und in den meisten dieser Modelle nicht zu einem signifikanten Nervenzellverlust führt.[51]

Ob andere Faktoren, wie z. B. die CAA oder GVD Einfluss auf die Pathogenese der Alzheimer Demenz haben oder nur Begleitphä-

[47] Vgl. Selkoe / Hardy 2016: 595–608.
[48] Vgl. Braak / Del Tredici 2011: 589–595; Peng et al. 2020: 199–212.
[49] Vgl. Gomes et al. 2019: 913–941; Gotz et al. 2001: 529–534; Lewis et al. 2001: 1487–1491.
[50] Vgl. Koper et al. 2020: 463–484.
[51] Vgl. Hsiao et al. 1996: 99–102; Games et al. 1995: 523–527.

nomene darstellen, ist derzeit noch nicht abschließend geklärt. Bei der CAA, insbesondere bei Befall von Kapillaren, ist allerdings zu vermuten, dass hierdurch bedingte Blutflussstörungen sich ungünstig auf die kognitive Leistungsfähigkeit auswirken, insbesondere da hierdurch das Risiko für das Auftreten von Mikroinfarkten im Hippocampus erhöht ist.[52] Wie oben erwähnt ist der Hippocampus essenziell für die reibungslose Gedächtnisfunktion, so dass Mikroinfarkte in diesem Bereich als strategische Schädigung der Kognition anzusehen sind.

Neben Aβ und τ ist der wichtigste genetische Risikofaktor für die Alzheimer Krankheit die Anwesenheit des ε4 Allels des Apolipoprotein E Gens (*APOE*). Apolipoprotein E (ApoE) kann sowohl an Aβ als auch an τ binden[53] und scheint eine wesentliche Rolle beim Transport von Aβ aus dem Gehirn über die Blut-Hirn-Schranke zu besitzen. Hier scheint das durch *APOE* ε4 Allel kodierte Eiweiß ApoE4, das Aβ bindet, schlechter über die Blut-Hirn-Schranke transportiert zu werden als andere ApoE Varianten.[54] In Alzheimer Erkrankten, die Träger des *APOE* ε4 Allels sind, findet man häufig Aβ-Ablagerungen an Wänden von Kapillaren.[55] Diese kapilläre CAA kann, wie oben erwähnt, zu Blutflussstörungen führen.[56] Interessanterweise sind Mikroinfarkte im Hippocampus bei Alzheimer Erkrankten häufiger bei kapillärer CAA als bei Erkrankten, die keine kapillären Aβ-Ablagerungen haben.[57] Somit scheinen insbesondere bei *APOE* ε4 Trägern Alzheimer-typische Gefäßveränderungen das Entstehen von vaskulären Läsionen, z. B. Mikroinfarkten, zu begünstigen.

Andere genetische Risikofaktoren haben einen weitaus geringeren Effekt auf die Alzheimer Pathologie als *APOE*. Allerdings begünstigen sie in der Summe das Entstehen der Alzheimer Krankheit ebenfalls. Das wird in einem polygenetischen Risiko-Score (*polygenic hazard score*) wiedergegeben.[58]

Im Gen, das das τ-Protein kodiert (*MAPT*), konnten keine Mutationen gefunden werden, die zur Alzheimer Krankheit führen. Allerdings können Mutationen im *MAPT*-Gen sehr wohl zu neurodegenerativen Erkrankungen aus dem Spektrum der frontotemporolobären

---

[52] Vgl. Hecht et al. 2018: 681–694.
[53] Vgl. Strittmatter et al. 1994: 11183–11186; ders. et al. 1993: 8098–8102.
[54] Vgl. Deane et al. 2008: 4002–4013.
[55] Vgl. Thal et al. 2002: 282–293.
[56] Vgl. Thal et al. 2009: 1936–1948.
[57] Vgl. Hecht et al. 2018: 681–694.
[58] Vgl. Tan et al. 2019: 460–470.

Degeneration mit τ-Pathologie (FTLD-tau) führen. Amyloidablagerungen werden bei diesen Erkrankungen nicht als krankheitsdefinierende Veränderungen beobachtet.[59]

9.1 Kann die Alzheimer Krankheit übertragen werden?

In den letzten Jahren wurde berichtet, dass Amyloidpathologie, insbesondere CAA, bei Erkrankten gefunden wurde, die früher mit humanem Wachstumshormon behandelt worden sind[60] bzw. die als Kind einen neurochirurgischen Eingriff über sich ergehen lassen mussten.[61] Bedeutet das, dass die Alzheimer Krankheit übertragbar ist, und wenn ja, wie?

Hier ist es zunächst einmal wichtig festzustellen, dass keiner der in den oben erwähnten Studien erfassten Patientinnen und Patienten das Vollbild der Alzheimer Krankheit entwickelt hatte. Vielmehr standen hier die CAA und mit ihr assoziierte Blutungen im Vordergrund. D. h. das beschriebene Phänomen ist auf die Amyloidpathologie beschränkt! Der in diesen Arbeiten vermutete Übertragungsweg verlangt den direkten Kontakt mit Hirnderivaten potenzieller Alzheimer Erkrankten, z. B. durch Kontakt des eigenen Gehirns mit kontaminierten neurochirurgischen Instrumenten oder durch intramuskuläre oder subkutane Gabe von Wachstumshormon, dass aus der Hirnanhangsdrüse von potenziellen Alzheimer Erkrankten gewonnen wurde.[62] Letztere Präparate kommen heute nicht mehr zum Einsatz, da Peptidhormone heutzutage biotechnologisch hergestellt werden können. Bislang ist mir von keinem Fall bekannt, bei dem eine Übertragung durch Patientenkontakt oder Blutderivate nachweislich stattgefunden hat.[63] Somit wird derzeit die Alzheimer Krankheit nicht als infektiöse Erkrankung angesehen.

---

[59] Vgl. Abschnitt 12 (»Andere Demenzkrankheiten in Abgrenzung zur Alzheimer Demenz«).
[60] Vgl. Jaunmuktane et al. 2015: 247–250.
[61] Vgl. Jaunmuktane et al. 2018: 671–679.
[62] Vgl. Ritchie et al. 2017: 221–240.
[63] Vgl. Lauwers et al. 2020: 872–878.

10. Klinische Methoden zur Diagnose von Amyloid und τ-Veränderungen bei der Alzheimer Krankheit

Um an lebenden Personen feststellen zu können, ob Alzheimer-typische Veränderungen vorliegen, sind Biomarker nötig. Für die Aβ- und τ-Pathologie sind etablierte Biomarker auf dem Markt, die über die Messung der Aβ- bzw. τ-Konzentration im Liquor cerebrospinalis oder von phosphoryliertem τ im Blut Auskunft über die jeweilige Pathologie geben können.[64] Für Aβ ist die Detektion mittels PET bereits in der Klinik ebenfalls etabliert, für das τ-PET ist kürzlich der erste Ligand für die Anwendung an Patientinnen und Patienten zugelassen worden.

Der kombinierte Nachweis von Aβ- und τ-Pathologie mittels Biomarkern bei demenziell erkrankten Personen gilt als diagnostisch für die Alzheimer Demenz. Dabei schließt diese Diagnose begleitende Pathologien nicht aus, wie z. B. LATE oder Lewy-Körper-Pathologie. Bei klinisch atypischen Verläufen ist an solche Begleitpathologien differentialdiagnostisch zu denken. Für LATE gibt es derzeit noch keinen guten Biomarker. Für die Lewy-Körper-Pathologie gibt es einen RT-QuIC (*Real-Time Quaking-Induced Conversion*) Assay, mittels dessen α-Synuklein Aggregate im Liquor cerebrospinalis nachgewiesen werden können.[65]

10.1 Amyloid und τ-PET

Bei der PET-Untersuchung werden radioaktiv markierte Moleküle, sog. Tracer, dazu gebraucht, bestimmte Strukturen gezielt zu markieren. Beim Amyloid-PET binden die Tracer spezifisch an Amyloidplaques, beim τ-PET an Neurofibrillenveränderungen. Auch wenn man davon ausgeht, dass die Tracer ihre Zielstruktur spezifisch erkennen, sind je nach Tracer unspezifische Tracersignale möglich. Um die diagnostische Qualität der Tracer zu testen wurden zum einen Patientinnen und Patienten mit klinischen Symptomen einer Alzheimer Demenz mit solchen verglichen, die diese Symptome nicht aufweisen, zum anderen Autopsie-kontrollierte Studien durchgeführt, in denen

---

[64] Vgl. Janelidze et al. 2020: 379–386; Palmqvist et al. 2020; Blennow et al. 2010: 131–144.
[65] Vgl. Bongianni et al. 2019: 2120–2126.

die Tracerretention mit dem neuropathologischen Verteilungsmuster/Stadium der entsprechenden Veränderungen verglichen wurde. Weil bei den letzteren Studien die Zeit zwischen dem letzten PET und dem Tod der Erkrankten variiert und mehrere Jahre dauern kann, gibt dieser Vergleich auch keinen 100%igen Aufschluss über die Präzision dieser Untersuchungen, aber doch durch statistische Korrekturverfahren eine gute Annäherung an die Vorhersagekraft. Eine weitere Einschränkung der PET-Diagnostik ist, dass eine Referenzregion im Gehirn gewählt wird, um Veränderungen in anderen Regionen detektieren zu können. Das ist normalerweise das Kleinhirn oder die Brücke. Somit fallen diese Regionen als untersuchbare Regionen aus, ebenso Regionen, die aus unterschiedlichsten Gründen eine unspezifische Tracerretention zeigen können.

Für das Amyloid-PET sind zwischenzeitlich drei Tracer für den medizinischen Gebrauch bei Erkrankten zugelassen, die alle drei die Diagnose einer Alzheimer Demenz durch Nachweis von Amyloidplaques im Gehirn bestätigen können.[66] Darüber hinaus kann das Amyloid-PET auch vor Auftreten der Demenz Amyloidplaques detektieren und somit präklinische Alzheimer Fälle identifizieren, ähnlich wie das durch Messungen von $A\beta$ und τ im Liquor cerebrospinalis möglich ist. Allerdings zeigten Autopsiestudien, dass erste Plaqueablagerungen entsprechend der pathologischen $A\beta$-Phasen 1 und 2 mit dieser Methode nicht identifiziert werden können. In $A\beta$-Phase 3 ist ein diagnostisch zuverlässiger Amyloidnachweis an lebenden Personen möglich.[67] Bei Erkrankten mit der Diagnose Morbus Alzheimer eignet sich das Amyloid-PET nur eingeschränkt zur Korrelation mit dem klinischen Schweregrad der kognitiven Einschränkungen, da bei Übergang in das symptomatische Stadium der Erkrankung die Amyloidpathologie bereits voll ausgeprägt ist in den mittels PET erfassbaren Hirnregionen.

Ein τ-tracer, ^{18}F-Flortaucipir, wird bereits in den USA klinisch genutzt. Klinische Studien konnten zeigen, dass mit zunehmendem Schweregrad der Demenz die Ausbreitung der τ-Veränderungen zunimmt. Allerdings ist das τ-PET bei der Identifikation von präklinischen (nur Biomarker-positiven) Alzheimer Fällen weniger sensitiv, was auch in der Korrelation zu den bei der Autopsie erhobenen Braak-

---

[66] Vgl. Thal et al. 2018: 557–567; Sabri et al. 2015; Clark et al. 2012: 669–678.
[67] Vgl. Thal et al. 2018: 557–567.

Stadien passt. Hier zeigen τ-PET positiv Erkrankte Braak-Stadien IV–VI.[68]

10.2 Status von Biomarkern bei der Diagnose der Alzheimer Krankheit

Derzeit werden die o. g. Biomarker für die Diagnosestellung der Alzheimer Krankheit sowie präklinischer Alzheimer Veränderungen benutzt (Tab. 1). Dabei werden Biomarker gebraucht, um die verschiedenen Aspekte der Pathologie widerzuspiegeln. Die Amyloidpathologie wird durch Amyloidbiomarker, d. h. das Amyloid-PET oder den $A\beta_{42}$-Spiegel im Liquor cerebrospinalis abgeschätzt. Hierbei wird lediglich zwischen Amyloid-positiv oder -negativ unterschieden (A+/A-). In gleicher Weise wird auch zwischen τ-Pathologie-positiven und -negativen Biomarkerresultaten unterschieden (T+/T-). Als τ-Biomarker wird die Konzentration von phosphoryliertem τ im Liquor gemessen bzw. ein τ-PET durchgeführt. Kürzlich konnte gezeigt werden, dass die Konzentration bestimmter Formen von phosphoryliertem τ im Blut ebenfalls als Alzheimer/τ-Biomarker fungieren kann.[69] Als dritten Parameter für die Diagnostik der Alzheimer Krankheit werden Biomarker herangezogen, die den Verlust von Nervenzellen bzw. deren normaler Funktion detektieren (N = Neurodegeneration). Atrophie und Funktionsveränderungen von Nervenzellen sieht man zwar auch bei anderen neurodegenerativen Erkrankungen, weisen aber in Anwesenheit von Amyloid und τ-Pathologie auf eine Alzheimer-bedingte Störung hin. Um die An- bzw. Abwesenheit von Neurodegeneration zu ermitteln (N+/N-), wird die Kernspintomographie des Gehirns eingesetzt. Hierdurch kann man eine Verkleinerung des medialen Temporallappens dokumentieren. Damit wird der relativ früh bei der Alzheimer Krankheit erkennbare Nervenzellverlust im Hippocampus und der entorhinalen Rinde erfasst, die Teile des medialen Temporallappens sind. Funktionsveränderungen lassen sich durch eine verminderte Zuckeraufnahme mit dem ^{18}F-Fluordesoxyglukose (FDG)-PET feststellen. Je nach AT(N) Status lässt sich der Biomarkerstatus einem Krankheitsbild des Alzheimer-Spektrums

---

[68] Vgl. Fleisher et al. 2020; Schwarz et al. 2016: 1539–1550.
[69] Vgl. Karikari et al. 2020: 422–433; Palmqvist et al. 2020; Janelidze et al. 2020: 379–386.

zuordnen oder legt eine nicht-Alzheimer Demenz nahe (Tab. 1b). Ob es sich um präklinische Veränderungen handelt oder eine Demenz hängt dann vom Ergebnis der klinischen Untersuchung auf kognitive Störungen ab. Ohne kognitive Symptome wird ein Alzheimer-typischer Biomarkerstatus als indikativ für ein präklinisches Geschehen eingeordnet, das eine erhöhte Wahrscheinlichkeit aufweist, zur symptomatischen Alzheimer Krankheit zu konvertieren im Vergleich zu Biomarker-negativen Individuen.[70] Derzeit geht man davon aus, dass eine Therapie der Alzheimer Krankheit so früh wie möglich, schon im präklinischen Stadium der Erkrankung begonnen werden sollte, um relevante Nervenzelluntergänge zu verhindern, die bei symptomatischen Alzheimer Erkrankten bereits vorliegen und als bleibender, nicht mehr therapierbarer Schaden angesehen werden.[71]

---

[70] Vgl. Sperling et al. 2011: 280–292.
[71] Vgl. Cummings et al. 2020: e12050.

Tab. 1 Kriterien für die Diagnosestellung der Alzheimer Demenz[72]

a. Biomarker:

Für Amyloidplaquepathologie (A):
- Liquor $A\beta_{42}$ oder $A\beta_{42}/A\beta_{40}$ Ratio
- Amyloid PET (Positronen-Emissions-Tomographie)

Für τ-Pathologie (T):
- Liquor phosphoryliertes τ
- τ PET
- Blut phosphoryliertes τ

Für allgemeine Neurodegeneration, Zell-/Funktionsverlust (N):
- MRT (Magnetresonanztomographie) des Gehirns
- FDG (^{18}F-Fluordesoxyglukose) PET
- Liquor total τ

---

72 Vgl. Jack et al. 2018: 535–562.

b. Bedeutung des anhand des AT(N) Biomarkerstatus ermittelten Bildes für Erkrankte

AT(N) Status	Biomarker basierte Diagnose	
A-T- (N)-	Normale Alzheimer Biomarker	
A+T- (N)-	Alzheimer-assoziierte pathologische Veränderungen	
A+T+ (N)-	Morbus Alzheimer	
A+T+ (N)+	Morbus Alzheimer	Alzheimer Kontinuum
A+T- (N)+	Morbus Alzheimer und zusätzlich Verdacht auf nicht Alzheimer-typische neurodegenerative Veränderungen	
A-T+ (N)-	nicht Alzheimer-typische neurodegenerative Veränderungen	
A-T-(N) +	nicht Alzheimer-typische neurodegenerative Veränderungen	
A-T+ (N)+	nicht Alzheimer-typische neurodegenerative Veränderungen	

11. Therapeutische Optionen

Derzeit zugelassene Therapien für demenziell erkrankte Personen sind rein symptomatisch und zielen darauf ab, noch vorhandene neuronale Ressourcen maximal auszunutzen. Hierzu gehören Medikamente wie die Acetylcholinesterasehemmer und der NMDA-Rezeptor-Antagonist Memantine. Auch Antidepressiva können bei depressiven Symptomen zum Einsatz kommen. Nicht-medikamentöse Therapieformen, die den Erhalt von Funktionen im Alltagsleben zum Ziel haben, sind die Steigerung der körperlichen Aktivität, Gedächtnistraining, Ergotherapie und eine Ernährung, die ausreichend Vitamine zur Verfügung stellt.

Neben diesen symptomatischen Therapien, die den Krankheitsverlauf selbst nicht stoppen oder verlangsamen, wird derzeit unter Hochdruck an Krankheitsverlauf-modifizierenden Therapien geforscht, die zum Ziel haben, den Krankheitsverlauf deutlich zu verlangsamen bzw. gar zu stoppen. Die Hauptzielstrukturen für diese Therapien ergeben sich aus den neuropathologischen Veränderungen: Aβ-(Plaques) und τ-Protein (Neurofibrillenveränderungen). Auch an Therapien, die die mit der Alzheimer Pathologie einhergehende Entzündungsreaktion zum Ziel haben, wird gearbeitet.[73]

Um Aβ im Gehirn zu reduzieren, werden zwei Strategien angewendet. Zum einen wird versucht, Aβ mit Antikörpern zu neutralisieren und aus dem Gehirn zu entfernen. Das kann durch eine aktive Impfung zur eigenen Antikörperproduktion oder durch Antikörpergabe von außen geschehen. Da Aβ in verschiedenster Form im Gehirn vorkommt, werden neben normalem Aβ modifizierte Aβ-Formen und kleine Aβ-Aggregate ebenfalls als Ziel von Antikörpern gemacht. Bislang konnte zwar erfolgreich Aβ aus dem Gehirn von behandelten Patientinnen und Patienten entfernt werden, aber die klinische Situation der Erkrankten konnte nicht wesentlich verbessert werden.[74] Ein anderer Ansatz, um Aβ im Gehirn zu reduzieren, ist es, seine Bildung zu verhindern. Aβ entsteht durch β- und γ-Sekretase-Spaltung aus APP. Die wichtigste β-Sekretase im Gehirn ist BACE-1. Die γ-Sekretase ist ein Proteinkomplex bestehend aus Presenilin 1 oder 2, Nicastrin, Pen-2 und Aph-1. Die γ-Sekretase ist nicht nur für die intramembranöse Spaltung von APP nötig, sondern auch für die von anderen Proteinen, weshalb γ-Sekretaseinhibitoren häufig unerwünschte Nebenwirkungen hatten oder keine signifikanten Effekte in Studien zeigten. BACE-1 Inhibitoren waren in klinischen Studien bislang auch noch nicht erfolgreich. Allerdings laufen derzeit noch mehrere klinische Studien, insbesondere mit Antikörpern gegen modifizierte/aggregierte Formen von Aβ.

Ein Problem bei Therapien, die gegen Aβ gerichtet sind, ist die Tatsache, dass die Aβ-Plaque Pathologie beim Eintreten in die symptomatische Phase der Alzheimer Krankheit bereits nahezu vollständig ausgeprägt ist. Somit stellt sich die Frage, ob eine gegen Aβ gerichtete Therapie nicht viel früher zum Einsatz kommen sollte als bei Erkrankten, die bereits Symptome aufweisen.

---

[73] Vgl. Lozupone et al. 2020: 1–17; Cummings et al. 2020: e12050.
[74] Vgl. Holmes et al. 2008: 216–223.

Um die τ-Pathologie zu stoppen werden derzeit, analog zu Aβ, Antikörper gegen bestimmte Formen von τ entwickelt, die das Fortschreiten der τ-Pathologie stoppen sollen. Der Vorteil einer gegen τ gerichteten Therapie wäre der, dass die τ-Pathologie bei Eintreten in die frühe symptomatische Phase der Alzheimer Krankheit nur mittelgradig ausgeprägt ist, und theoretisch ein weiteres Ausbreiten, anders als bei Aβ, verhindert werden könnte.

Als Fazit bleibt, dass trotz zahlreicher Ansätze für eine den Krankheitsverlauf modifizierende Therapie bislang noch kein durchschlagender Erfolg erzielt werden konnte, so dass Patientinnen und Patienten heutzutage noch auf die symptomatischen Therapiemöglichkeiten angewiesen sind. Andere Therapieansätze werden derzeit nur im Rahmen klinischer Studien verfolgt.

12. Andere Demenzkrankheiten in Abgrenzung zur Alzheimer Demenz

Aβ-Plaques und Neurofibrillenveränderungen sind charakteristisch für die Alzheimer Krankheit. Neben der Alzheimer Krankheit gibt es aber noch andere Erkrankungen, die ebenfalls zu einer Demenz führen können. Im fortgeschrittenen Alter sind dies andere neurodegenerative Erkrankungen, die vaskuläre Demenz und die Creutzfeldt-Jakob Erkrankung. In Tab. 2 sind die pathologischen und klinischen Merkmale stichpunktartig zusammengefasst. Insbesondere andere, nicht-Alzheimer neurodegenerative Veränderungen und vaskuläre Veränderungen finden sich auch häufig in Gehirnen älterer Patientinnen und Patienten, wie z. B. LATE-NC oder Lewy-Körper-Pathologie (Abb. 4e, f), und sind für Mischformen von Demenzerkrankungen verantwortlich. Das ist vor allem für die Erfolgsbeurteilung einer den Krankheitsprozess modifizierenden Therapie belangreich. Es ist nämlich nicht auszuschließen, dass Erkrankte erfolgreich gegen Plaques oder Neurofibrillenveränderungen therapiert werden könnten, dann aber aufgrund einer ebenfalls vorliegenden LATE oder vaskulären Demenz keine klinische Besserung zeigen.

Neurodegenerative Erkrankungen jenseits der Alzheimer Krankheit werden nach den detektierbaren Proteinen in Tauopathien (Akkumulation und Aggregation von τ-Protein in Nerven- und Gliazellen), Synukleinopathien (Akkumulation und Aggregation von α-Synuklein in Nerven- und Gliazellen) und TDP-43 Proteinopathien

(Akkumulation und Aggregation von TDP-43 in Nerven- und Glia-zellen) unterteilt. Darüber hinaus können auch Erkrankte mit Aggre-gaten des Proteins *Fused in Sarcoma* (FUS) eine neurodegenerative Demenz entwickeln, ebenso wie Personen mit Morbus Huntington, der durch eine pathologisch verlängerte Trinukleotid-Repeat Sequenz im Huntingtin-Gen verursacht wird. Alle diese neurodegenerativen Erkrankungen lassen sich allein symptomatisch behandeln, ohne dass derzeit der Krankheitsverlauf wirkungsvoll gestoppt werden kann. Das gilt auch für die Creutzfeldt-Jakob Erkrankung. Lediglich die limbische Enzephalitis bietet unter den in Tab. 2 genannten Diffe-rentialdiagnosen zur Alzheimer Krankheit eine Behandlungschance durch Immunsuppression. Im Falle einer paraneoplastischen Ursache kann eine limbische Enzephalitis auch durch die Behandlung der Grundkrankheit, d. h. des Tumors, erfolgreich behandelt werden.

Tab. 2: Nicht-Alzheimer Demenzen: Pathologie, klinische Sympto-matik, Genetik und Therapie

	Pathologie	Klinische Symptome	Genetik	Therapie
Tauopathien: FTLD-tau				
Morbus Pick	τ: Pick Körper und gliale τ-Pathologie (Coiled Bodies)	Frontotemporale Demenz mit Verhaltensauffälligkeiten (Distanzminderung, aggressives Verhalten, geringes Einsichts- und Einfühlungsvermögen)	Meist sporadisch, in Einzelfällen *MAPT*-Mutation	Symptomatisch
Kortikobasale Degeneration	τ: Neurofibrillenveränderungen, neuronale Aggregation von τ, Ballonzellen und gliale τ-Pathologie (Coiled Bodies und astrozytäre Plaques)	Parkinsonismus, kognitive Störungen, Aphasie, Apraxie	Meist sporadisch	Symptomatisch
Progressive supranukleäre Paralyse	τ: Neurofibrillenveränderungen, neuronale Aggregation von τ und gliale τ-Pathologie (Coiled Bodies und tufted Astrocytes)	Parkinsonismus, Störungen der Okkulomotorik, kognitive Störungen	Meist sporadisch	Symptomatisch
Silberkornkrankheit (Argyrophilic grain disease)	τ: Neurofibrillenveränderungen, neuronale Aggregation von τ, Silberkornveränderungen und gliale τ-Pathologie (Coiled Bodies und τ-positive Astrozyten)	Gedächtnisstörungen	Sporadisch	Symptomatisch
FTD mit Chromosom 17 Mutation	τ: Neurofibrillenveränderungen, neuronale Aggregation von τ, Ballonzellen und gliale τ-Pathologie (Coiled Bodies und astrozytäre τ-Pathologie (sehr variabel)	Frontotemporale Demenz mit Verhaltensauffälligkeiten (Distanzminderung, aggressives Verhalten, geringes Einsichtsvermögen)	Mutation im *MAPT*-Gen	Symptomatisch
Synukleinopathien:				
Morbus Parkinson	α-Synuklein: Lewy-Körper, Lewy-Neuriten und gliale α-Synukleineinschlüsse	Parkinsonismus und später Demenz	Meist sporadisch, in Einzelfällen Mutationen	Symptomatisch (z. B. L-Dopa)

	Pathologie	Klinische Symptome	Genetik	Therapie
			in unterschiedlichen Genen, siehe[75]	
Demenz mit Lewy Körpern	α-Synuklein: Lewy-Körper, Lewy-Neuriten und gliale α-Synukleineinschlüsse	Parkinsonismus und Demenz oft mit visuellen Halluzinationen.	Meist sporadisch, in Einzelfällen Mutationen in unterschiedlichen Genen, siehe[76]	Symptomatisch (z. B. L-Dopa)
TDP-43 Proteinopathien: FTLD-TDP				
FTLD-TDP Typ A, B und D	TDP-43: Neuronale zytoplasmatische und/oder nukleäre Einschlüsse, Threads und gliale Einschlüsse	Frontotemporale Demenz mit Verhaltensauffälligkeiten (Distanzminderung, aggressives Verhalten, geringes Einsichts- und Einfühlungsvermögen), Motorische Defizite wie bei der amyotrophen Lateralsklerose	Mutationen in C9ORF72, VCP und GRN	Symptomatisch
FTLD-TDP Typ C	TDP-43: Neuronale zytoplasmatische Einschlüsse, Threads und gliale Einschlüsse	Semantische Demenz: Wortfindungsstörungen und Wortverständnisstörungen bei ansonsten normaler Gedächtnisfunktion und normalem Verhalten	Sporadisch	Symptomatisch
Anderen neurodegenerative Erkrankungen:				
FTLD-FUS	FUS: Neuronale zytoplasmatische und/oder nukleäre Einschlüsse, Threads und gliale Einschlüsse	Frontotemporale Demenz mit Verhaltensauffälligkeiten (Distanzminderung, aggressives Verhalten, geringes Einsichts- und Einfühlungsvermögen)	Sporadisch	Symptomatisch

[75] Vgl. Singleton / Hardy 2019: R215–R218.

[76] Vgl. ibid.

	Pathologie	Klinische Symptome	Genetik	Therapie
Morbus Huntington	Huntingtin: Nukleäre Einschlüsse	Chorea und Demenz	Trinukleotid-Repeat Vermehrung im Huntingtin (HTT) Gen	Symptomatisch
Vaskuläre Demenz	Multiple Infarkte, Mikroinfarkte, strategische Infarkte im Hippokampus oder Thalamus, subkortikale vaskuläre Enzephalopathie mit „White Matter Lesions", CADASIL (= Cerebrale Autosomal Dominante Arteriopathie mit subkortikalen Infarkten und Leukenzephalopathie)	Demenz mit schrittweiser Verschlechterung, Symptomatik variiert in Abhängigkeit vom Ort der Infarkte und Läsionen	Meist sporadisch, im Fall von CADASIL Mutation im NOTCH3 Gen	Vaskuläre Prävention
Creutzfeldt Jakob Krankheit	Spongiforme Enzephalopathie, Nervenzellverlust, Astrogliose und Ablagerung von pathologischem Prion Protein	Schnell voranschreitende Demenz	Meist sporadische. Mutationen im PRNP-Gen verursachen familiäre Formen der Creutzfeldt Jakob Krankheit	Symptomatisch
Limbische Enzephalitis	Enzephalitis mit diffusen Lymphozyteninfiltraten vor allem im medialen Temporallappen	Demenz mit vor allem Gedächtnisstörungen. Wird langsam/schleichend manifest. Nachweis von Autoantikörpern gegen neuronale Proteine. Manifestation als paraneoplastisches Syndrom möglich.	Nicht bekannt	Bei paraneoplastischer Genese Therapie der Grundkrankheit (Tumor), bei Autoimmungenese Immunsuppression

Literaturverzeichnis

Alzheimer, A. (1907): Ueber eine eigenartige Erkrankung der Hirnrinde. In: Allgemeine Zeitschrift fur Psychiatrie und Psychisch-gerichtliche Medizin 64, 146–148.

American Psychiatric Association (1994): Diagnostic and statistical manual of mental disorders. 4th Ed.

Blennow, K. / Hampel, H. / Weiner, M. / Zetterberg, H. (2010): Cerebrospinal fluid and plasma biomarkers in Alzheimer disease. In: Nature Reviews Neurology 6, 131–144.

Bongianni, M. et al. (2019): alpha-Synuclein RT-QuIC assay in cerebrospinal fluid of patients with dementia with Lewy bodies. In: Ann Clin Transl Neurol 6, 2120–2126.

Braak, H. / Braak, E. (1991): Neuropathological stageing of Alzheimer-related changes. In: Acta Neuropathol 82, 239–259.

Braak, H. et al. (2003): Staging of brain pathology related to sporadic Parkinson's disease. In: Neurobiol Aging 24, 197–211.

Braak, H. / Del Tredici, K. (2011): Alzheimer's pathogenesis: is there neuron-to-neuron propagation? In: Acta Neuropathol 121, 589–595.

Braak, H. / Thal, D. R. / Ghebremedhin, E. / Del Tredici, K. (2011): Stages of the pathological process in Alzheimer's disease: Age categories 1 year to 100 years. In: J Neuropathol Exp Neurol 70, 960–969.

Calhoun, M. E. et al. (1998): Neuron loss in APP transgenic mice. In: Nature 395, 755–756.

Calhoun, M. E. et al. (1999): Neuronal overexpression of mutant amyloid precursor protein results in prominent deposition of cerebrovascular amyloid. In: Proc Natl Acad Sci U S A 96, 14088–14093.

Capetillo-Zarate, E. et al. (2006): Selective vulnerability of different types of commissural neurons for amyloid beta-protein induced neurodegeneration in APP23 mice correlates with dendritic tree morphology. In: Brain 129, 2992–3005.

Clark, C. M. et al. (2012): Cerebral PET with florbetapir compared with neuropathology at autopsy for detection of neuritic amyloid-beta plaques: a prospective cohort study. In: Lancet Neurol 11, 669–678.

Cummings, J. / Lee, G. / Ritter, A. / Sabbagh, M. / Zhong, K. (2020): Alzheimer's disease drug development pipeline. In: Alzheimers Dement (N Y) 6, e12050.

Deane, R. et al. (2008): apoE isoform-specific disruption of amyloid beta peptide clearance from mouse brain. In: J Clin Invest 118, 4002–4013.

Fleisher, A. S. et al. (2020): Positron Emission Tomography Imaging With [18F]flortaucipir and Postmortem Assessment of Alzheimer Disease Neuropathologic Changes. In: JAMA Neurol.

Folstein, M. F. / Folstein, S. E. / McHugh, P. R. (1975): »Mini-mental state«. A practical method for grading the cognitive state of patients for the clinician. In: J Psychiatr Res 12, 189–198.

Games, D. et al. (1995): Alzheimer-type neuropathology in transgenic mice overexpressing V717F beta-amyloid precursor protein. In: Nature 373, 523–527.

Gomes, L. A. et al. (2019): Abeta-induced acceleration of Alzheimer-related tau-pathology spreading and its association with prion protein. In: Acta Neuropathol 138, 913–941.

Gotz, J. / Chen, F. / Barmettler, R. / Nitsch, R. M. (2001): Tau filament formation in transgenic mice expressing P301L tau. In: J Biol Chem 276, 529–534.

Graham, D. I. / Lantos, P. L. (1997): Greenfields Neuropathology. 6th Ed. (Arnold).

Hartley, T. / Lever, C. / Burgess, N. / O'Keefe, J. (2014): Space in the brain: how the hippocampal formation supports spatial cognition. In: Philos Trans R Soc Lond B Biol Sci 369, 20120510.

Hecht, M. / Kramer, L. M. / von Arnim, C. A. F. / Otto, M. / Thal, D. R. (2018): Capillary cerebral amyloid angiopathy in Alzheimer's disease: association with allocortical/hippocampal microinfarcts and cognitive decline. In: Acta Neuropathol 135, 681–694.

Holmes, C. et al. (2008): Long-term effects of Abeta42 immunisation in Alzheimer's disease: follow-up of a randomised, placebo-controlled phase I trial. In: Lancet 372, 216–223.

Hsiao, K. et al. (1996): Correlative memory deficits, Abeta elevation, and amyloid plaques in transgenic mice. In: Science 274, 99–102.

Jack, C. R., Jr. et al. (2018): NIA-AA Research Framework: Toward a biological definition of Alzheimer's disease. In: Alzheimers Dement 14, 535–562.

Janelidze, S. et al. (2020): Plasma P-tau181 in Alzheimer's disease: relationship to other biomarkers, differential diagnosis, neuropathology and longitudinal progression to Alzheimer's dementia. In: Nat Med 26, 379–386.

Jaunmuktane, Z. et al. (2015): Evidence for human transmission of amyloid-beta pathology and cerebral amyloid angiopathy. In: Nature 525, 247–250.

Jaunmuktane, Z. et al. (2018): Evidence of amyloid-beta cerebral amyloid angiopathy transmission through neurosurgery. In: Acta Neuropathol 135, 671–679.

Jessen, F. (Hg.) (2018): Handbuch Alzheimer-Krankheit. Grundlagen – Diagnostik – Therapie – Versorgung – Prävention. Berlin / Boston: De Gruyter.

Josephs, K. A. et al. (2014): TDP-43 is a key player in the clinical features associated with Alzheimer's disease. In: Acta Neuropathol 127, 811–824.

Josephs, K. A. et al. (2016): Updated TDP-43 in Alzheimer's disease staging scheme. In: Acta Neuropathol 131, 571–585.

Josephs, K. A. et al. (2019): LATE to the PART-y. In: Brain 142, e47.

Kandel, E. R. / Schwartz, J. H. / Jessel, T. M. (2000): Principles of Neural Science. 4th Ed. (McGraw-Hill).

Karikari, T. K. et al. (2020): Blood phosphorylated tau 181 as a biomarker for Alzheimer's disease: a diagnostic performance and prediction modelling study using data from four prospective cohorts. In: Lancet Neurol 19, 422–433.

Knopman, D. S. et al. (2008): Development of methodology for conducting clinical trials in frontotemporal lobar degeneration. In: Brain 131, 2957–2968.

Kohler, C. / Dinekov, M. / Gotz, J. (2014): Granulovacuolar degeneration and unfolded protein response in mouse models of tauopathy and Abeta amyloidosis. In: Neurobiol Dis 71, 169–179.

Koper, M. J. et al. (2020): Necrosome complex detected in granulovacuolar degeneration is associated with neuronal loss in Alzheimer's disease. In: Acta Neuropathol 139, 463–484.

Lauwers, E. et al. (2020): Potential human transmission of amyloid β pathology: surveillance and risks. In: Lancet Neurol 19, 872–878.

Lewis, J. et al. (2001): Enhanced neurofibrillary degeneration in transgenic mice expressing mutant tau and APP. In: Science 293, 1487–1491.

Lozupone, M. et al. (2020): Anti-amyloid-beta protein agents for the treatment of Alzheimer's disease: an update on emerging drugs. In: Expert Opin Emerg Drugs, 1–17.

McAleese, K. E. et al. (2017): TDP-43 pathology in Alzheimer's disease, dementia with Lewy bodies and ageing. In: Brain Pathol 27, 472–479.

McKeith, I. G. et al. (2005): Diagnosis and management of dementia with Lewy bodies: third report of the DLB Consortium. In: Neurology 65, 1863–1872.

Meyer-Luehmann, M. et al. (2006): Exogenous induction of cerebral beta-amyloidogenesis is governed by agent and host. In: Science 313, 1781–1784.

Morris, J. C. (1993): The Clinical Dementia Rating (CDR): current version and scoring rules. In: Neurology 43, 2412–2414.

Morsch, R. / Simon, W. / Coleman, P. D. (1999): Neurons may live for decades with neurofibrillary tangles. In: J Neuropathol Exp Neurol 58, 188–197.

Moser, E. I. / Moser, M. B. / McNaughton, B. L. (2017): Spatial representation in the hippocampal formation: a history. In: Nat Neurosci 20, 1448–1464.

Murray, M. E. et al. (2011): Neuropathologically defined subtypes of Alzheimer's disease with distinct clinical characteristics: a retrospective study. In: Lancet Neurol 10, 785–796.

Nelson, P. T. et al. (2019): Limbic-predominant age-related TDP-43 encephalopathy (LATE): consensus working group report. In: Brain 142, 1503–1527.

Neumann, M. et al. (2006): Ubiquitinated TDP-43 in frontotemporal lobar degeneration and amyotrophic lateral sclerosis. In: Science 314, 130–133.

Palmqvist, S. et al. (2020): Discriminative Accuracy of Plasma Phospho-tau217 for Alzheimer Disease vs Other Neurodegenerative Disorders. In: JAMA.

Paxinos, G. / Mai, J. (2003): The human nervous system. 2nd Ed. San Diego, CA / London: Academic Press.

Peng, C. / Trojanowski, J. Q. / Lee, V. M. (2020): Protein transmission in neurodegenerative disease. In: Nat Rev Neurol 16, 199–212.

Ritchie, D. L. et al. (2017): Amyloid-beta accumulation in the CNS in human growth hormone recipients in the UK. In: Acta Neuropathol 134, 221–240.

Sabri, O. et al. (2015): Florbetaben PET imaging to detect amyloid beta plaques in Alzheimer disease: Phase 3 study. In: Alzheimers Dement.

Schwarz, A. J. et al. (2016): Regional profiles of the candidate tau PET ligand 18F-AV-1451 recapitulate key features of Braak histopathological stages. In: Brain 139, 1539–1550.

Selkoe, D. J. / Hardy, J. (2016): The amyloid hypothesis of Alzheimer's disease at 25 years. In: EMBO Mol Med 8, 595–608.

Singleton, A. / Hardy, J. (2019): Progress in the genetic analysis of Parkinson's disease. In: Hum Mol Genet 28, R215-R218.

Sperling, R. A. et al. (2011): Toward defining the preclinical stages of Alzheimer's disease: recommendations from the National Institute on Aging-Alzheimer's Association workgroups on diagnostic guidelines for Alzheimer's disease. In: Alzheimers Dement 7, 280–292.

Spires-Jones, T. L. / Attems, J. / Thal, D. R. (2017): Interactions of pathological proteins in neurodegenerative diseases. In: Acta Neuropathol 134, 187–205.

Strittmatter, W. J. et al. (1993): Binding of human apolipoprotein E to synthetic amyloid beta peptide: isoform-specific effects and implications for late-onset Alzheimer disease. In: Proc Natl Acad Sci U S A 90, 8098–8102.

Strittmatter, W. J. et al. (1994): Isoform-specific interactions of apolipoprotein E with microtubule-associated protein tau: implications for Alzheimer disease. In: Proc Natl Acad Sci U S A 91, 11183–11186.

Tan, C. H. et al. (2019): Polygenic hazard score, amyloid deposition and Alzheimer's neurodegeneration. In: Brain 142, 460–470.

Terry, R. D. (2000): Cell death or synaptic loss in Alzheimer disease. In: J Neuropathol Exp Neurol 59, 1118–1119.

Thal, D. R. et al. (2002): Two types of sporadic cerebral amyloid angiopathy. In: J Neuropathol Exp Neurol 61, 282–293.

Thal, D. R. / Rüb, U. / Orantes, M. / Braak, H. (2002): Phases of Abeta-deposition in the human brain and its relevance for the development of AD. In: Neurology 58, 1791–1800.

Thal, D. R. / Ghebremedhin, E. / Orantes, M. / Wiestler, O. D. (2003): Vascular pathology in Alzheimer's disease: Correlation of cerebral amyloid angiopathy and arteriosclerosis / lipohyalinosis with cognitive decline. In: J Neuropathol Exp Neurol 62, 1287–1301.

Thal, D. R. / Capetillo-Zarate, E. / Del Tredici, K. / Braak, H. (2006): The development of amyloid beta protein deposits in the aged brain. In: Sci Aging Knowledge Environ, re1.

Thal, D. R. / Griffin, W. S. / Braak, H. (2008): Parenchymal and vascular Abeta-deposition and its effects on the degeneration of neurons and cognition in Alzheimer's disease. In: J Cell Mol Med 12, 1848–1862.

Thal, D. R. / Griffin, W. S. T. / De Vos, R. A. I. / Ghebremedhin, E. (2008): Cerebral amyloid angiopathy and its relationship to Alzheimer's disease. In: Acta Neuropathol 115, 599–609.

Thal, D. R. et al. (2009): Capillary cerebral amyloid angiopathy is associated with vessel occlusion and cerebral blood flow disturbances. In: Neurobiol Aging 30, 1936–1948.

Thal, D. R. et al. (2011): Stages of granulovacuolar degeneration: their relation to Alzheimer's disease and chronic stress response. In: Acta Neuropathol 122, 577–589.

Thal, D. R. (2012): Morbus Alzheimer und Alterveränderungen des Gehirns. In: Paulus, W. / Schröder, J. M. (Hg.): Pathologie. Neuropathologie. 3. Aufl. Berlin / Heidelberg: Springer, 193–208.

Thal, D. R. et al. (2018): Estimation of amyloid distribution by [(18)F]flutemetamol PET predicts the neuropathological phase of amyloid beta-protein deposition. In: Acta Neuropathol 136, 557–567.

Toledo, J. B. et al. (2016): Pathological alpha-synuclein distribution in subjects with coincident Alzheimer's and Lewy body pathology. In: Acta Neuropathol 131, 393–409.

Tomé, S. O./Thal, D. R. (2021): Co-pathologies in Alzheimer's disease: just multiple pathologies or partners in crime? In: Brain 144, 706–708.

Villemagne, V. L. et al. (2008): Abeta deposits in older non-demented individuals with cognitive decline are indicative of preclinical Alzheimer's disease. In: Neuropsychologia 46, 1688–1697.

Wiersma, V. I. et al. (2019): Granulovacuolar degeneration bodies are neuronselective lysosomal structures induced by intracellular tau pathology. In: Acta Neuropathol 138, 943–970.

II. Demenz: Rechtliche Aspekte

Volker Lipp

1. Autonomie und Demenz in einer freiheitlichen Rechtsordnung

Im Zentrum jeder freiheitlichen Rechtsordnung steht die Autonomie des Menschen. Selbstbestimmung und Selbstverantwortung in ihren Ausprägungen als Privatautonomie, Parteiautonomie oder Patientenautonomie stellen daher Schlüsselbegriffe des deutschen Rechts dar.[1] Die persönliche Fähigkeit eines Menschen zur selbstbestimmten Ausübung seiner Rechte und Gestaltung der Rechtsverhältnisse kann jedoch infolge einer Demenz eingeschränkt oder gar ganz ausgeschlossen sein. Darüber hinaus können aus einer derart eingeschränkten persönlichen Fähigkeit zur Selbstbestimmung auch Gefahren für Dritte und/oder für ihn selbst entstehen. Während der Schutz Dritter vor einer Fremdgefährdung Aufgabe des Polizeirechts und des Strafrechts ist, ist der Schutz von Menschen vor einer Eigengefährdung aufgrund ihrer eingeschränkten Fähigkeit zur Selbstbestimmung, der so genannte Erwachsenenschutz,[2] im Kern seit jeher eine Aufgabe des Zivilrechts.

Freilich haben sich die Vorstellungen über die Bedeutung von Krankheit, Behinderung und Alter für die Autonomie des Menschen und über das richtige Verhältnis von Autonomie und Fürsorge im Rahmen des Erwachsenenschutzes erheblich gewandelt, nicht zuletzt aufgrund der Einsicht, dass die Grund- und Menschenrechte alten, kranken und behinderten Menschen in gleicher Weise zukommen wie sie allen anderen Menschen zukommen.[3] In Deutschland sind u. a. deshalb zum 1.1.1992 die Entmündigung und die Vormundschaft

---

[1] Vgl. Flume 1992: 1; Staudinger / Klumpp 2017: Vor. §§ 104 ff. BGB Rn. 13.
[2] Zum Begriff vgl. Haager Erwachsenenschutzübereinkommen 2000: Art. 1 Abs. 1.
[3] Zur grundrechtlichen Dimension Lipp 2010: 383; zur menschenrechtlichen Dimension Lipp 2012: 669 ff.

sowie die Pflegschaft für Erwachsene abgeschafft und stattdessen die rechtliche Betreuung (§§ 1896 ff. BGB)[4] eingeführt worden. Die der rechtlichen Betreuung zugrunde liegenden Prinzipien der Selbstbestimmung, Erforderlichkeit, Flexibilität und Individualität gelten heute in Europa und darüber hinaus als Charakteristika eines modernen Erwachsenenschutzrechts.[5] Vor diesem Hintergrund muss daher die Frage immer wieder neu gestellt werden, wie heute die Autonomie des Menschen, aber auch, wie die nötige Fürsorge und der erforderliche Schutz gewährleistet werden können.[6]

In diesem Teil wird die rechtliche Handlungsfähigkeit von Menschen mit Demenz und die Instrumente des deutschen Erwachsenenschutzes vorgestellt (dazu 3.–11.). Zunächst sind jedoch die grund- und menschenrechtlichen Vorgaben zu skizzieren (2.).

2. Grund- und menschenrechtliche Vorgaben

2.1 Menschenrechte

Auf internationaler Ebene gewährleistet Art. 16 des UN-Zivilpaktes (IPBPR)[7] jedem Menschen die Anerkennung als Rechtsperson. Dieses grundlegende Menschenrecht wird durch speziellere Menschenrechtskonventionen konkretisiert und ausgestaltet, von denen im vorliegenden Zusammenhang Art. 12 der UN-Behindertenrechtskonvention (BRK)[8] besonders bedeutsam ist.[9] Danach sind Menschen mit Behinderung gleichberechtigt als Rechtspersonen anzuerkennen (Art. 12 Abs. 1 BRK) und genießen in gleicher Weise und in gleichem Umfang wie andere Menschen Rechts- und Handlungsfähigkeit (Art. 12 Abs. 2 und Abs. 5 BRK).

Der Begriff der Behinderung ist von der Zielsetzung der Konvention her zu verstehen, nämlich der »vollen, wirksamen und gleich-

---

[4] Dieser Teil beruht auf dem Rechtsstand vom Juli 2021. Ab dem 1.1.2023 wird die Rechtliche Betreuung in §§ 1814 ff. BGB geregelt sein. Zu den Änderungen vgl. das Gesetz zur Reform des Vormundschafts- und Betreuungsrechts 2021, und den Gesetzentwurf 2020.

[5] Zur Entwicklung des Erwachsenenschutzes in Europa vgl. Europarat 1999; zur weltweiten Debatte vgl. The World Congress on Adult Guardianship Law 2016.

[6] Ausführlich Lipp 2000; vgl. auch Damm 2010: 451.

[7] Vgl. UN-Zivilpakt 1966.

[8] Vgl. UN-Behindertenrechtskonvention 2006.

[9] Zur Bedeutung des Art. 12 BRK vgl. die Beiträge in Aichele 2013.

berechtigten Teilhabe« aller Menschen an der Gesellschaft (Art. 1 Abs. 2). Demgemäß folgt sie nicht dem traditionellen medizinischen Modell, das diesen Begriff allein von den körperlichen oder geistigen Defiziten der Betroffenen her bestimmt. Die Konvention bezieht vielmehr die sozialen Auswirkungen mit ein und versteht unter Menschen mit Behinderung diejenigen, die auf Grund einer langfristigen Beeinträchtigung in »Wechselwirkung mit verschiedenen sozialen Barrieren an der vollen, wirksamen und gleichberechtigten Teilhabe an der Gesellschaft« gehindert werden können (Art. 1 Abs. 2). Eine solche langfristige Beeinträchtigung dürfte bei Menschen mit Demenz in der Regel vorliegen; sie sind dann auch vom Schutz der UN-Behindertenrechtskonvention erfasst.

Das von Art. 12 BRK gewährleistete Recht von Menschen mit Demenz auf gleiche Rechtsfähigkeit und ihr Recht auf gleiche rechtliche Handlungsfähigkeit bleiben allerdings wirkungslos, wenn sie diese Rechte wegen ihrer demenzbedingten Beeinträchtigungen faktisch nicht wahrnehmen können. Deshalb bestimmt Art. 12 Abs. 3 BRK, dass Menschen mit Behinderung ein Recht auf Unterstützung bei der Ausübung ihrer Rechts- und Handlungsfähigkeit haben, wenn sie eine solche Unterstützung benötigen. Der Staat wird damit verpflichtet, ein solches Unterstützungssystem einzurichten und Menschen mit Behinderung den Zugang dazu zu verschaffen. Zugleich sind Sicherungen gegen die Gefahr der Fremdbestimmung vorzusehen (Art. 12 Abs. 4 BRK).

Der Begriff der Unterstützung ist dabei umfassend zu verstehen und umfasst sowohl Unterstützung in tatsächlicher Hinsicht durch Beratung und Begleitung als auch Unterstützung in rechtlicher Hinsicht.[10] Dementsprechend können die Staaten auch ganz verschiedenartige Einrichtungen und Systeme der Unterstützung in Erfüllung ihrer Verpflichtung einrichten und Menschen mit Behinderung zur Verfügung stellen. Entscheidend ist, dass sie dem Willen von Menschen mit Behinderung zur rechtlichen Wirkung verhelfen. Als eine mögliche Form der Unterstützung ist richtigerweise auch die Tätigkeit einer Vertreterin oder eines Vertreters anzusehen, sofern die Bindung an den Willen der vertretenen Person gewährleistet ist. Das ist für die Vorsorgevollmacht unbestritten, gilt aber wegen §§ 1901, 1901a BGB ebenso für die rechtliche Betreuung.[11]

---

[10] Vgl. Aichele / von Bernstorff 2010: 199.
[11] Vgl. Bundesverfassungsgericht 2016: Rn. 87 ff.; vgl. Brosey 2014: 211.

2.2 Grundgesetz

Das Grundgesetz regelt die Bedeutung von Krankheit, Behinderung oder Alter für die Autonomie und das Verhältnis zwischen der Freiheit des Menschen und der Fürsorge für vulnerable Erwachsene nicht ausdrücklich. Das Bundesverfassungsgericht hat jedoch in seiner Rechtsprechung aus den allgemeinen grundrechtlichen Vorgaben wesentliche verfassungsrechtliche Determinanten des Erwachsenenschutzes entfaltet. Sie lassen sich wie folgt zusammenfassen:[12]

Menschenwürde und die Freiheitsgrundrechte sowie das durch sie geschützte Selbstbestimmungsrecht stehen jedem Menschen in gleicher Weise zu (Art. 1 Abs. 1, Art. 3 Abs. 1 GG). Deshalb haben auch Menschen mit Krankheiten oder Behinderungen – und damit auch Menschen mit Demenz – die »Freiheit zur Krankheit«.[13]

Die Ausübung des Selbstbestimmungsrechts setzt jedoch die Fähigkeit voraus, selbstbestimmt und eigenverantwortlich zu entscheiden. Der Gesetzgeber hat die Anforderungen an die Selbstbestimmungsfähigkeit für die jeweiligen Handlungsbereiche zu regeln und dies mit den Vorschriften über die Geschäftsfähigkeit, Testierfähigkeit, Einwilligungsfähigkeit usw. auch getan. Dabei muss er den grundlegenden Gehalt der Freiheitsgrundrechte und das Verhältnismäßigkeitsprinzip beachten und die übrigen Vorgaben der Verfassung einhalten.[14]

Bestellt das Betreuungsgericht eine rechtliche Betreuerin oder einen rechtlichen Betreuer, liegt in dieser gerichtlichen Entscheidung ein staatlicher Eingriff in die Grundrechte der Betroffenen, weil die Betreuerin oder der Betreuer bei ihrer Tätigkeit zwar grundsätzlich an die Wünsche der Betreuten gebunden ist, aber ggf. auch gegen deren Willen handeln kann und muss.[15] Dementsprechend sind für die Bestellung einer rechtlichen Betreuerin oder eines rechtlichen Betreuers die für staatliche Grundrechtseingriffe geltenden verfassungsrechtlichen Anforderungen wie z. B. der Vorbehalt des Gesetzes, das Gebot eines rechtsstaatlichen Verfahrens und der Verhältnismäßigkeitsgrundsatz einzuhalten. Materiell gerechtfertigt sind diese

---

[12] Ausführlich dazu Lipp 2010: 383 ff.

[13] Bundesverfassungsgericht 1981: 224; Bundesverfassungsgericht 2016: Rn. 74.

[14] Vgl. Bundesverfassungsgericht 1999: 352.

[15] Vgl. Bundesverfassungsgericht 2001: 206; Bundesverfassungsgericht 2008: 2260.

Eingriffe, wenn die Fähigkeit der Betroffenen zur Selbstbestimmung eingeschränkt oder aufgehoben ist und die Bestellung einer rechtlichen Betreuerin oder eines rechtlichen Betreuers bzw. deren Tätigkeit zum Schutz der Betroffenen erforderlich ist. Dann darf und muss der Staat einen kranken Menschen vor einer Selbstgefährdung schützen, denn auch die »Freiheit zur Krankheit« setzt die persönliche Fähigkeit zur selbstbestimmten Entscheidung voraus.[16]

Die Erteilung einer Vorsorgevollmacht beruht dagegen auf dem Selbstbestimmungsrecht der Vorsorgenden.[17] Andererseits kann auch die Vorsorgevollmacht zu einem Eingriff in das Selbstbestimmungsrecht führen, etwa bei freiheitsentziehenden Maßnahmen oder der Zwangsbehandlung (§§ 1906, 1906a BGB). Dass Vorsorgende ihre Vorsorgebevollmächtigten selbst bestellt haben, ändert nichts daran, dass diese ihre Kompetenzen ebenso zur Fremdbestimmung nutzen oder gar missbrauchen können wie rechtliche Betreuerinnen oder rechtliche Betreuer. Deswegen ist der Staat auch im Rahmen der Vorsorgevollmacht zum Schutz des Selbstbestimmungsrechts berechtigt und verpflichtet.[18]

Gemeinsame verfassungsrechtliche Grundlage von Vorsorgevollmacht und rechtlicher Betreuung ist letztlich die Menschenwürdegarantie. Menschenwürde und Selbstbestimmungsrecht stehen jedem Menschen in gleicher Weise zu, auch den durch Demenz oder aus anderen Gründen in ihrer Eigenverantwortlichkeit eingeschränkten Menschen (Art. 1 Abs. 1, Art. 3 Abs. 1 GG). Dieses Selbstbestimmungsrecht hat der Staat nach Art. 1 Abs. 1 GG zu achten und zu schützen. Damit ist zweierlei ausgesagt:[19] Zum einen darf der Staat das Selbstbestimmungsrecht von Menschen mit Demenz nicht missachten (Achtungsgebot), zum anderen muss er für dessen Verwirklichung sorgen (Schutzgebot). Aus dem Achtungsgebot folgt, dass die Bestellung einer rechtlichen Betreuerin oder eines rechtlichen Betreuers verfassungsrechtlich erst dann zulässig ist, wenn demenziell erkrankten Menschen die Fähigkeit zur eigenverantwortlichen, freien Entscheidung fehlt und sie selbst keine Vorsorge getroffen haben. Das Schutzgebot verpflichtet den Staat andererseits dazu, diesen Men-

---

[16] Vgl. Bundesverfassungsgericht 1981: 208 ff.; Bundesverfassungsgericht 2016: Rn. 75 f.

[17] Vgl. Bundesverfassungsgericht 2008: 2260 ff.

[18] Vgl. Bundesverfassungsgericht 2009: 1805.

[19] Zum Folgenden ausführlich Lipp 2000: 118 ff., 141 ff.; ebenso Bundesverfassungsgericht 2016: Rn. 67 ff.

schen ein Instrument zur Verfügung zu stellen, mit dessen Hilfe sie ihr Recht zur Selbstbestimmung trotz ihrer Demenz tatsächlich verwirklichen können. Falls sie selbst keine Vorsorge getroffen haben, ist die rechtliche Betreuung dieses Instrument. Die staatliche Schutzpflicht bildet demnach die verfassungsrechtliche Grundlage für die rechtliche Betreuung wie für die Vorsorgevollmacht. Demgegenüber begrenzt das Achtungsgebot die Bestellung einer rechtlichen Betreuerin oder eines rechtlichen Betreuers auf die Fälle, in denen Betroffene wegen ihrer Demenz tatsächlich nicht eigenverantwortlich entscheiden können und selbst keine Vorsorge getroffen haben. Die Erteilung einer Vorsorgevollmacht ist nicht nur ein Akt der Selbstbestimmung, sondern dient darüber hinaus – wie die rechtliche Betreuung – auch dem Schutz der Betroffenen vor sich selbst.

Im Ergebnis stimmen damit die Anforderungen des Grundgesetzes und des internationalen Menschenrechtsschutzes an den Erwachsenenschutz im Wesentlichen überein.[20]

3. Rechtliche Betreuung

3.1 Funktion und Ausgestaltung der rechtlichen Betreuung

Rechtliche Betreuung ist staatlicher Erwachsenenschutz.[21] Sie soll Betroffene bei der Ausübung ihrer rechtlichen Handlungsfähigkeit unterstützen (Unterstützungsfunktion) und sie vor einer Selbstschädigung schützen (Schutzfunktion).[22] Die rechtliche Betreuung dient nicht dazu, die Betreuten zu erziehen oder zu bessern.[23] Die rechtliche Betreuung ist auch kein Instrument zum Schutz Dritter, weder im Sinne eines Schutzes vor einer Schädigung durch die Betreuten, noch im Sinne eines rechtsgeschäftlichen Verkehrsschutzes.[24]

---

[20] So ausdrücklich Bundesverfassungsgericht 2016: Rn. 87 ff.
[21] Vgl. Gesetzentwurf 1997: 33; Lipp 2005: 6 ff.
[22] Vgl. Lipp 2000: 40 ff., 75 ff.
[23] Vgl. nur Bundesverfassungsgericht 1981: 225; Bundesverfassungsgericht 1998: 895 ff.
[24] Die nähere Analyse zeigt, dass auch die so genannte »Betreuung im Drittinteresse« letztlich nicht im Interesse Dritter besteht, sondern im Interesse der Betreuten selbst, vgl. Lipp 2000: 152.

Im Gegensatz zur früheren Entmündigung oder der Anordnung einer Zwangspflegschaft beschränkt die Bestellung einer rechtlichen Betreuerin oder eines rechtlichen Betreuers die Betreuten in deren rechtlichen Handlungsfähigkeit nicht.[25] Ihre rechtliche Handlungsfähigkeit kann nur nach Maßgabe des § 1903 BGB durch die gesonderte Anordnung eines Einwilligungsvorbehalts eingeschränkt werden.[26]

3.2 Die Bestellung einer rechtlichen Betreuerin oder eines rechtlichen Betreuers

Eine rechtliche Betreuerin oder ein rechtlicher Betreuer wird vom Betreuungsgericht bestellt, wenn eine Erwachsene oder ein Erwachsener infolge einer psychischen Krankheit oder einer körperlichen, geistigen oder seelischen Behinderung nicht mehr in der Lage ist, ihre oder seine eigenen rechtlichen Angelegenheiten zu besorgen (§ 1896 Abs. 1 S. 1 BGB) und eine rechtliche Betreuerin oder ein rechtlicher Betreuer als gesetzliche Vertreterin oder Vertreter erforderlich ist (§§ 1896 Abs. 2 S. 2, 1902 BGB). Eine Bestellung gegen den Willen der Betroffenen ist nur zulässig, wenn deren Wille nicht frei ist (§ 1896 Abs. 1a BGB).[27]

Die Termini »psychische Krankheit«, »körperliche, geistige oder seelische Behinderung« oder »freier Wille« dürfen allerdings nicht als medizinische Bezeichnungen missverstanden werden. Sie sind vielmehr Rechtsbegriffe.[28] Entscheidend ist nicht ihr Gebrauch in der Medizin oder einer anderen Wissenschaft, sondern ihre Bedeutung in den einschlägigen Rechtsnormen. Für die »medizinischen« Voraussetzungen der Bestellung einer rechtlichen Betreuerin oder eines rechtlichen Betreuers ergibt sich hieraus Folgendes.

Wenn der freiheitliche Staat des Grundgesetzes das Selbstbestimmungsrecht seiner Bürgerinnen und Bürger anerkennt und nicht das Recht hat, sie zu erziehen und zu bevormunden, genügt es für die Bestellung einer rechtlichen Betreuerin oder eines rechtlichen Betreuers nicht, dass ein Mensch seine Angelegenheiten nicht regelt

---

[25] Vgl. MünchKommBGB / Schneider 2020: § 1902 BGB Rn. 7.

[26] Dazu Abschnitt 6.2 (»Geschäftsfähigkeit und Betreuung«).

[27] Vgl. Lipp 2008: 51, 54; zu den Voraussetzungen der Betreuungsbestellung Münch-KommBGB / Schneider 2020: § 1896 BGB Rn. 7 ff.

[28] Vgl. Lipp 2000: 68.

oder regeln kann oder ihm ein Schaden droht. Dass ein Mensch sozial auffällig ist, sich unvernünftig verhält oder Unterstützung und Schutz benötigt, rechtfertigt für sich genommen die rechtliche Betreuung nicht. Das Gesetz verlangt vielmehr erstens, dass eine psychische Krankheit oder eine körperliche, geistige oder seelische Behinderung vorliegt, zweitens, so ist nach allgemeiner Auffassung zu ergänzen, dass diese Krankheit oder Behinderung die persönlichen Fähigkeiten der Betroffenen zur selbstbestimmten Entscheidung beeinträchtigt,[29] und drittens, dass sie deshalb ihre Angelegenheiten nicht selbst besorgen können.

Hinzu kommt eine weitere Einschränkung: Widersprechen die Betroffenen der Bestellung einer rechtlichen Betreuerin oder eines rechtlichen Betreuers, darf das Betreuungsgericht nur dann eine Betreuerin oder einen Betreuer bestellen, wenn dieser Widerspruch nicht auf freiem Willen beruht (§ 1896 Abs. 1a BGB). Der Widerspruch ist nicht »frei«, wenn die Betroffenen ihren Willen hinsichtlich der Betreuerbestellung aufgrund ihrer psychischen Krankheit oder Behinderung nicht frei bestimmen können. Es ist also zu prüfen, ob die Einsichts- oder Urteilsfähigkeit der Betroffenen hinsichtlich der Bestellung einer rechtlichen Betreuerin oder eines rechtlichen Betreuers für den infrage stehenden Aufgabenkreis ausgeschlossen ist.[30]

Für die Beantwortung dieser Fragen spielt die genaue medizinische Einordnung der Krankheit keine Rolle. Es kommt also nicht auf den Typ der demenziellen Erkrankung an,[31] sondern darauf, ob aus medizinischer Sicht eine Demenz gesichert vorliegt und diese die persönlichen Fähigkeiten zur selbstbestimmten und eigenverantwortlichen Entscheidung beeinträchtigt oder gar aufhebt.

Wie alle anderen Voraussetzungen hat das Betreuungsgericht auch diese Voraussetzung für die Bestellung einer rechtlichen Betreuerin oder eines rechtlichen Betreuers in eigener Verantwortung festzustellen. Da es ihm hierbei aber an der entsprechenden Sachkunde fehlt, muss es dazu nach § 280 FamFG ein Sachverständigengutachten einholen. Das Gesetz begnügt sich jedoch nicht mit dieser allgemeinen Anforderung, sondern enthält weitere Vorgaben an die

---

[29] Vgl. Oberlandesgericht München 2005: 156 ff.; MünchKommBGB / Schneider 2020: § 1896 BGB Rn. 53.

[30] Vgl. Bundesgerichtshof 2015a: 648; Erman / Roth 2020: § 1896 BGB Rn. 28.

[31] Vgl. Abschnitte 6 (»Pathologie der Alzheimer Krankheit«) und 12 (»Andere Demenzkrankheiten in Abgrenzung zur Alzheimer Demenz«) des ersten Teils (Medizinische Aspekte) des vorliegenden Sachstandsberichts.

Qualifikation der Gutachterinnen und Gutachter und an die Qualität des Gutachtens, die sich allesamt von der Aufgabe des Gutachtens her erklären, die Einschränkungen der persönlichen Fähigkeiten der Betroffenen zur selbstbestimmten Entscheidung aus medizinischer Sicht zu diagnostizieren und damit eine Grundlage für die sachverständig beratene Entscheidung des Betreuungsgerichts zu schaffen. Die Gutachterinnen und Gutachter müssen daher z. B. psychiatrisch qualifiziert sein und die Betroffenen persönlich untersuchen (§ 280 Abs. 1 S. 2 und Abs. 2 FamFG).

3.3 Aufgaben und Tätigkeit der rechtlichen Betreuerin oder des rechtlichen Betreuers

Die rechtliche Betreuerin oder der rechtliche Betreuer dürfen nur in dem jeweils erforderlichen Umfang für bestimmte Aufgabenkreise bestellt werden (§ 1896 Abs. 2 S. 1 BGB). Nur in diesen Aufgabenkreisen sind sie gesetzliche Vertreter der Betreuten (§ 1902 BGB).

Auch dort dürfen sie jedoch nur insoweit tätig werden, als es in der konkreten Situation erforderlich ist (§ 1901 Abs. 1 BGB).[32] Dabei sind sie auf das subjektiv – d. h. aus der Perspektive der Betreuten – zu bestimmende Wohl der Betreuten verpflichtet und müssen deshalb den Wünschen der Betreuten entsprechen, soweit diese nicht Ausdruck ihrer Krankheit oder Behinderung sind und ihnen schaden würden (§ 1901 Abs. 2 und 3 BGB). Entsprechendes gilt für die Gesundheitssorge (§ 1901a BGB). Deshalb ist die rechtliche Betreuerin oder der rechtliche Betreuer verpflichtet, ihre Tätigkeit im persönlichen Kontakt mit den Betreuten auszuüben, wichtige Angelegenheiten mit ihnen zu besprechen und, soweit sie den Willen der Betreuten nicht schon kennen, deren Willen zu ermitteln (vgl. §§ 1901 Abs. 1 und 3, 1901b BGB).

---

[32] Vgl. Jürgens / Loer 2019: § 1901 BGB Rn. 3.

4. Vorsorgevollmacht

Die Vorsorgevollmacht ist ebenfalls ein Instrument des Erwachsenenschutzes, aber auf anderer Grundlage:[33] Haben Erwachsene selbst durch Erteilung einer Vollmacht Vorsorge getroffen für den Fall, dass sie aufgrund von Krankheit, Alter oder Behinderung ihre Angelegenheiten nicht mehr selbst regeln können, genießt diese Vorsorge als Ausdruck ihres Selbstbestimmungsrechts Vorrang vor der rechtlichen Betreuung (§ 1896 Abs. 2 S. 2 BGB). Da die Vollmacht auf dem Selbstbestimmungsrecht beruht, kann sie grundsätzlich für alle Angelegenheiten erteilt werden. Eine Vollmacht ist aber auch in den personalen Angelegenheiten grundsätzlich zulässig, wie z. B. für die Einwilligung in eine ärztliche Maßnahme, eine Freiheitsentziehung oder eine ärztliche Zwangsmaßnahme, wie das Gesetz ausdrücklich klarstellt (§§ 1904 Abs. 5, 1906 Abs. 5, 1906a Abs. 5 BGB).

Die Vorsorgevollmacht kann und soll die rechtliche Betreuung ersetzen. Sie ist daher funktionell gesehen nicht allein Ausübung der Selbstbestimmung im Rechtsverkehr mit Hilfe eines Agenten, sondern eine privatisierte Form des Erwachsenenschutzes. Wie die rechtliche Betreuung soll auch sie den Schutz der Betroffenen gewährleisten, notfalls sogar gegen deren Willen. Insofern müssen daher auch dieselben Sicherungen gegen Fremdbestimmung und Missbrauch eingreifen wie bei der rechtlichen Betreuung.[34] Dazu ist der Gesetzgeber grund- und menschenrechtlich nicht nur berechtigt, sondern zum Schutz der Autonomie der Betroffenen auch verpflichtet.[35] Deshalb unterwirft das Gesetz die Bevollmächtigten bei der Ausübung ihrer Vollmacht im Rahmen der Gesundheitssorge und bei freiheitsentziehenden Maßnahmen denselben Regelungen wie eine rechtliche Betreuerin oder einen rechtlichen Betreuer.[36]

Bei der Vorsorgevollmacht bestellen die Vollmachtgebenden selbst eine Bevollmächtigte oder einen Bevollmächtigten und können die Vollmacht auch jederzeit wieder beenden. Das deutsche Recht stellt sowohl für die Erteilung wie für die Beendigung der Vollmacht im Rechtsvergleich sehr niedrigschwellige Voraussetzungen auf: Es ist weder eine Registrierung der Vollmacht noch eine amtliche Bestä-

---

[33] Vgl. Lipp 2020a: 1 ff.
[34] Vgl. Bundesverfassungsgericht 2009: 1805.
[35] Vgl. Abschnitt 2 (»Grund- und menschenrechtliche Vorgaben«).
[36] Vgl. §§ 1901a Abs. 5, 1901b Abs. 3, 1904 Abs. 5, 1906 Abs. 5, 1906a Abs. 5 BGB.

tigung bzw. Eintragung in ein Register erforderlich, bevor die Bevollmächtigten tätig werden können. An sich kann die Vollmacht sogar formfrei erteilt werden, auch wenn sich zumindest eine schriftliche Erteilung aus praktischen Gründen empfiehlt. Auch müssen sich die Geschäftsfähigkeit und die für sie erforderliche Einsichts- und Urteilsfähigkeit nur auf die Erteilung bzw. Beendigung der Vollmacht beziehen, nicht aber auf die von der Vollmacht umfassten Angelegenheiten.[37]

Es ist daher auch für Menschen mit einer diagnostizierten Demenz ohne Weiteres möglich, eine Vorsorgevollmacht zu erteilen, solange sie die Vollmacht ohne fremde Willensbeeinflussung und im grundsätzlichen Bewusstsein ihrer Bedeutung erteilen.[38] Ratsam ist es allerdings, sie durch einen Notar beurkunden zu lassen, da dies spätere Zweifel an der Geschäftsfähigkeit auszuräumen hilft und damit ihre praktische Anwendung fördert.[39]

5. Rechtliche Handlungsfähigkeit

In Deutschland ist jeder Mensch von Geburt an rechtsfähig (vgl. § 1 BGB). Mit Eintritt der Volljährigkeit erwirbt er kraft Gesetzes grundsätzlich die volle rechtliche Handlungsfähigkeit.

Das deutsche Recht kennt verschiedene Formen der rechtlichen Handlungsfähigkeit, die je nach Anwendungsbereich differenzierende Regelungen vorsehen. Die allgemeine Geschäftsfähigkeit bildet die Grundform für alle Rechtsgeschäfte, insbesondere für Vermögensgeschäfte, die Ehefähigkeit betrifft die Eheschließung, die Testierfähigkeit die Möglichkeit zu testieren, die Einwilligungsfähigkeit die Einwilligung zu Eingriffen in die personalen Rechtsgüter Freiheit, Körper und Persönlichkeit, die Deliktsfähigkeit die zivilrechtliche Verantwortlichkeit, die Schuldfähigkeit die strafrechtliche Verantwortlichkeit, die Prozessfähigkeit die Prozessführung vor Gericht usw.

Seit der Abschaffung der Entmündigung durch das Betreuungsgesetz im Jahre 1992 gibt es im deutschen Recht keinen gerichtlichen

---

[37] Vgl. Abschnitt 6.2 (»Geschäftsfähigkeit und Betreuung«).
[38] Vgl. Oberlandesgericht München 2017: Rn. 35; Oberlandesgericht München 2009: Rn. 42 ff.
[39] Vgl. Spalckhaver 2009: 159 f.

oder behördlichen Entzug der rechtlichen Handlungsfähigkeit mehr, weder vollständig noch für bestimmte Bereiche oder auch nur für eine bestimmte Entscheidung. Nicht nur die Erteilung einer Vorsorgevollmacht, sondern auch die Bestellung einer rechtlichen Betreuerin oder eines rechtlichen Betreuers lassen die rechtliche Handlungsfähigkeit eines Menschen unberührt.[40]

Allerdings können Erwachsene aufgrund einer Demenz oder einer anderen Krankheit oder Behinderung nicht in der Lage sein, Tragweite und Bedeutung ihrer Erklärung zu verstehen, oder darüber ihr eigenes Urteil zu bilden. In einem solchen Fall ist eine Erklärung unwirksam,[41] und es entfällt sowohl die zivilrechtliche Verantwortlichkeit wie die strafrechtliche Schuld.[42]

Die sogenannte »natürliche« Geschäftsunfähigkeit, Einwilligungsunfähigkeit, Ehegeschäftsunfähigkeit oder Testierunfähigkeit bzw. die Delikts- oder Schuldunfähigkeit beschreiben jedoch keine rechtlichen Eigenschaften eines Menschen; sie bestimmen auch nicht seinen rechtlichen Status. Vielmehr bezeichnen sie einen Mangel bei der Willensbildung, der eine ganz bestimmte Erklärung unwirksam werden oder die Verantwortung für eine konkrete Handlung entfallen lässt. Diese Unwirksamkeits- bzw. Haftungsausschlussgründe stellen die prinzipielle, grund- und menschenrechtlich gebotene[43] Anerkennung der rechtlichen Handlungsfähigkeit eines Menschen ebenso wenig infrage wie die zu vergleichbaren Rechtsfolgen führenden Irrtumsregeln.

6. Geschäftsfähigkeit

6.1 Die zustandsbedingte Geschäftsunfähigkeit im Einzelfall (»natürliche« Geschäftsunfähigkeit)

Eine Erklärung eines demenziell erkrankten Menschen ist unwirksam, wenn zum Zeitpunkt der Erklärung seine freie Willensbestimmung aufgrund seines psychischen Zustands dauerhaft (Geschäfts-

---

[40] Allg. Meinung, vgl. nur Bienwald / Bienwald 2016: § 1902 BGB Rn. 5 ff.; zur rechtlichen Handlungsfähigkeit im Prozess Lipp 2021: 429 ff.
[41] Vgl. §§ 104 Nr. 2, 105, 630d Abs. 1 S. 2, 1304, 2229 Abs. 4 BGB.
[42] Vgl. § 827 BGB; §§ 20, 21 StGB.
[43] Vgl. Abschnitt 2 (»Grund- und menschenrechtliche Vorgaben«).

unfähigkeit, § 104 Nr. 2 BGB) oder vorübergehend (§ 105 Abs. 2 BGB) ausgeschlossen ist. Das Gesetz umschreibt diese »medizinischen« Voraussetzungen in leicht unterschiedlicher Weise als »Zustand krankhafter Störung der Geistestätigkeit«[44], »Bewusstlosigkeit« oder »Geistesstörung«[45], »Geistesschwäche« oder »Bewusstseinsstörung«[46]. Diese Formulierungen sind Rechtsbegriffe. Sie umfassen alle geistigen Anomalien, unabhängig von deren medizinischer Einordnung und Bezeichnung. Maßgebend ist aus rechtlicher Sicht allein, ob ein derartiger psychischer Zustand im konkreten Fall die Einsichts- und Steuerungsfähigkeit ausschließt.[47]

Die Beurteilung, ob jemand geschäftsunfähig ist, obliegt zunächst den an einem Rechtsgeschäft Beteiligten. Der gute Glaube an die Geschäftsfähigkeit wird indes nicht geschützt. Andererseits sind die Anforderungen an die »natürliche« Geschäftsunfähigkeit recht hoch und von denjenigen zu beweisen, die sich darauf berufen.[48] Nachzuweisen ist, dass die Einsichts- und Steuerungsfähigkeit für ein bestimmtes Rechtsgeschäft ausgeschlossen war und zwar zu dem Zeitpunkt, zu dem es vorgenommen wurde. Zu prüfen ist daher, ob jemand zu diesem Zeitpunkt die Tragweite und Bedeutung eines Kaufvertrags, einer Bürgschaft, einer Grundschuldbestellung usw. aufgrund seines Zustands nicht verstehen oder sich über ihre Vornahme kein eigenes Urteil bilden kann.

Bei einem Menschen mit Demenz genügt daher weder die Diagnose einer Demenz als solcher noch die einer fortschreitenden oder fortgeschrittenen Demenz, um die Geschäftsunfähigkeit zu begründen. Verlangt wird vielmehr der Nachweis, dass die Demenz die Einsichts- oder Steuerungsfähigkeit gerade für dieses Rechtsgeschäft und zum Zeitpunkt seiner Vornahme ausgeschlossen hatte.[49]

Dagegen spielt es keine Rolle, ob jemand alle außerrechtlichen Gesichtspunkte überblickt, wie z. B. die wirtschaftliche oder persönliche Schwierigkeit der Entscheidung oder ihre wirtschaftlichen Folgen.

---

[44] § 104 Nr. 2 BGB.
[45] § 105 Abs. 2 BGB.
[46] § 2229 Abs. 4 BGB (Testierunfähigkeit).
[47] Vgl. Staudinger / Klumpp 2017: § 104 BGB Rn. 10 f., 18.
[48] Vgl. Staudinger / Klumpp 2017: Vor. §§ 104 ff. BGB Rn. 23 ff., 29.
[49] Vgl. Oberlandesgericht München 2017: Rn. 35; Oberlandesgericht München 2009: Rn. 42 ff.; Staudinger / Klumpp 2017: § 104 BGB Rn. 19; zu Recht kritisch gegenüber Tendenzen, diese Grundsätze zu Lasten von Menschen mit Demenz aufzuweichen Schmoeckel 2016: 433.

Eine wirtschaftliche Geschäftsunfähigkeit wird ebenso abgelehnt wie eine an der Schwierigkeit des Geschäfts orientierte relative Geschäftsunfähigkeit.[50] § 105a BGB modifiziert die Nichtigkeitsfolge bei alltäglichen Bargeschäften. Er schließt die Rückabwicklung von geringfügigen Bargeschäften des persönlichen Bedarfs generell und ohne Rücksicht auf den individuellen Bedarf oder die Quelle der verwendeten Mittel aus. Allerdings garantiert § 105a BGB nur den Bestand eines bereits durchgeführten Geschäfts. Der Vertrag wird nicht wirksam; weder kann seine Durchführung verlangt werden, noch gibt es Gewährleistungsrechte für erworbene Waren.[51]

Im Streitfall obliegt die Entscheidung, ob ein Rechtsgeschäft wegen »natürlicher« Geschäftsunfähigkeit infolge einer Demenz nichtig ist, dem damit befassten Gericht nach Maßgabe der jeweiligen Prozessordnung. Dabei kann es die medizinischen Voraussetzungen in aller Regel nur mit Hilfe von Sachverständigen feststellen.[52] Die näheren Anforderungen an dieses Sachverständigengutachten sind allerdings anders als im Betreuungsverfahren nicht ausdrücklich gesetzlich normiert, sondern von Rechtsprechung und Lehre entwickelt worden und weisen daher in Randbereichen deutliche Unschärfen auf. Es lässt sich jedoch festhalten, dass es in aller Regel eines qualifizierten psychiatrischen Fachgutachtens bedarf,[53] so dass sich letztlich eine Orientierung an den gesetzlich normierten Anforderungen des § 280 FamFG für die Begutachtung im Betreuungsverfahren empfiehlt.

6.2 Geschäftsfähigkeit und Betreuung

Seit der Abschaffung der Entmündigung kennt das deutsche Recht keine konstitutive Feststellung der Geschäftsunfähigkeit und damit auch keinen Status der Geschäftsunfähigkeit eines Erwachsenen mehr. Die Bestellung einer rechtlichen Betreuerin oder eines rechtlichen Betreuers lässt die Geschäftsfähigkeit der Betreuten völlig unberührt. Sie kann nur durch die Anordnung eines Einwilligungsvorbe-

---

50 Vgl. Staudinger / Klumpp 2017: § 104 BGB Rn. 20 f.
51 Vgl. Jauernig / Mansel 2021: § 105a BGB Rn. 6.
52 Vgl. Staudinger / Klumpp 2017: § 104 BGB Rn. 30.
53 Vgl. Staudinger / Klumpp 2017: § 104 BGB Rn. 30.

halts unter den besonderen Voraussetzungen des § 1903 BGB beschränkt werden. Diese Möglichkeit ist dabei in dreifacher Hinsicht begrenzt: (1) Das Betreuungsgericht kann die rechtliche Handlungsfähigkeit einem Einwilligungsvorbehalt nicht generell, sondern nur für Vermögensgeschäfte unterwerfen. (2) Dieser darf nur bei gravierenden Gefahren für die Betreuten angeordnet werden. (3) Selbst dann behalten die Betreuten grundsätzlich die Möglichkeit, geringfügige Geschäfte des täglichen Lebens vorzunehmen. Darüber hinaus gelten die eben beschriebenen Anforderungen an die Tätigkeit der rechtlichen Betreuerin oder des rechtlichen Betreuers auch im Rahmen des Einwilligungsvorbehalts.[54]

Ein Einwilligungsvorbehalt kann auch dann angeordnet werden, wenn die Einsichts- oder Steuerungsfähigkeit der Betreuten wegen einer Demenz voraussichtlich längerfristig ausgeschlossen ist – solange sie wirtschaftlich aktiv sind und ein Einwilligungsvorbehalt zu deren Schutz erforderlich ist. Das hat den Vorteil, dass die rechtliche Betreuerin oder der rechtliche Betreuer schlicht auf ihre fehlende Zustimmung verweisen können, ohne in jedem Einzelfall nachweisen zu müssen, dass die Betreuten gerade während dieses Geschäfts wegen einer psychischen Störung nicht einsichts- oder steuerungsfähig waren. Der Einwilligungsvorbehalt gewährleistet daher einen effektiveren Schutz als die nur punktuell eingreifenden §§ 104 Nr. 2, 105 BGB.[55] Auch entspricht es dem Grundsatz des schonendsten Eingriffes, wenn die oder der Betreute einer psychiatrischen Begutachtung nur einmal bei der Anordnung eines Einwilligungsvorbehaltes und nicht im Rahmen eines etwaigen Prozesses in jedem Einzelfall erneut ausgesetzt wird.[56]

Nach der Vorstellung des Gesetzgebers sollten einerseits die Vorschriften über die »natürliche« Geschäftsunfähigkeit im Einzelfall (§§ 104 Nr. 2, 105 BGB) auch nach der Bestellung einer rechtlichen Betreuerin oder eines rechtlichen Betreuers anwendbar bleiben, und andererseits diejenigen Rechtsgeschäfte der Betreuten Wirksamkeit erlangen, denen die Betreuerin oder der Betreuer zugestimmt

---

[54] Grundlegend Brosey 2009: 13 ff.
[55] Vgl. Gesetzentwurf 1989: 137; Lipp 2000: 173 f.
[56] Vgl. Müller 1998: 195.

haben.[57] Dieses Ergebnis hält man allgemein für sachgerecht. Wie dies zu begründen ist, ist jedoch im Einzelnen umstritten.[58]

7. Ehefähigkeit und Testierfähigkeit

7.1 Überblick

Neben der allgemeinen Geschäftsfähigkeit (§§ 104 ff. BGB) kennt das deutsche Recht zwei besondere Geschäftsfähigkeiten: die Ehefähigkeit (§§ 1303, 1304 BGB) und die Testierfähigkeit (§ 2229 BGB). Diese besonderen Geschäftsfähigkeiten unterscheiden sich von der allgemeinen Geschäftsfähigkeit zum einen hinsichtlich ihrer Regelung der Mündigkeit, d. h. sie bestimmen die Altersgrenze abweichend von der allgemeinen Volljährigkeit, zum anderen hinsichtlich der Rechtsfolgen einer fehlenden Geschäftsfähigkeit.

Eine Ehe dürfen zwar nur Volljährige schließen (§ 1303 BGB). Falls jedoch eine mindestens Sechzehnjährige oder ein mindestens Sechzehnjähriger heiratet, ist die Ehe trotzdem wirksam und kann nur gerichtlich aufgehoben werden (§ 1314 Abs. 1 und Abs. 2 Nr. 1 BGB). Gleiches gilt, falls ein Ehegatte bei der Schließung der Ehe hinsichtlich der Eheschließung krankheitsbedingt (z. B. infolge einer Demenz) nicht einsichts- oder steuerungsfähig ist (§§ 1304, 1314 Abs. 1 und Abs. 2 Nr. 1 BGB).[59]

Bei der Testierfähigkeit gilt lediglich eine andere Altersgrenze als für die allgemeine Geschäftsfähigkeit: Ein Testament kann man bereits mit 16 Jahren errichten (§ 2229 Abs. 1 BGB). Die Auswirkungen einer psychischen Störung bestimmt das Gesetz jedoch genauso wie bei der allgemeinen Geschäftsfähigkeit: Befindet sich die oder der Testierende in einem die freie Willensbestimmung ausschließenden krankhaften Zustand, z. B. infolge einer Demenz, ist das Testament unwirksam (§ 2229 Abs. 4 BGB).

Wie bei der »natürlichen« Geschäftsunfähigkeit gilt daher auch hier: Die Diagnose einer (fortgeschrittenen) Demenz genügt nicht. Zu beweisen ist jeweils, dass dadurch die Fähigkeit ausgeschlossen ist,

---

[57] Vgl. Gesetzentwurf 1989: 137.
[58] Vgl. Gesetzentwurf 1989: 137; Jürgens / Loer 2019: § 1903 BGB Rn. 15 ff.; ausführlich Lipp 2000: 174 ff.
[59] Zu den Gründen vgl. Gernhuber / Coester-Waltjen 2020: 103.

die Ehe zu schließen bzw. zu testieren. Ehegeschäftsunfähig sind nur Menschen, die deshalb nicht wissen, dass oder wen sie heiraten oder darüber keine eigene Entscheidung treffen können. Testierunfähig sind nur Menschen, die deshalb nicht mehr wissen, wer sie sind, dass sie letztwillig verfügt haben, worüber sie verfügen und an wen sie verfügen, oder wer darüber keine eigene Entscheidung treffen kann.[60]

7.2 Bedeutung von rechtlicher Betreuung und Vorsorgevollmacht

Die Bestellung einer rechtlichen Betreuerin oder eines rechtlichen Betreuers beschränkt weder die Fähigkeit der Betreuten zur Eheschließung noch deren Testierfähigkeit. Auch ein Einwilligungsvorbehalt kann dafür nicht angeordnet werden (§ 1903 Abs. 2 BGB). Sie sind auch kein Indiz dafür, dass die Ehegeschäftsfähigkeit oder Testierfähigkeit ausgeschlossen sind.[61] Eine Stellvertretung ist bei Eheschließung und Testamentserrichtung bzw. bei Abschluss eines Erbvertrags generell ausgeschlossen (§§ 1311 S. 1, 2064, 2274 BGB). Sofern ein Mensch mit Demenz nicht mehr imstande ist, die Ehe selbst zu schließen oder das Testament bzw. den Erbvertrag selbst zu errichten,[62] können dies weder eine rechtliche Betreuerin oder ein rechtlicher Betreuer noch Vorsorgebevollmächtigte für sie tun. Sie können und dürfen sie freilich dabei unterstützen; eine Bevormundung ist ihnen jedoch untersagt.[63]

8. Einwilligungsfähigkeit

8.1 Überblick

Von der allgemeinen Geschäftsfähigkeit wie von den besonderen Geschäftsfähigkeiten unterscheidet man die Einwilligungsfähigkeit. Sie betrifft die rechtliche Handlungsfähigkeit bei der Einwilligung zu

---

[60] Vgl. Boehm 2017: 43 ff., 96 ff.; unzutreffend, da nur auf die Einsichtsfähigkeit abstellend Schmoeckel 2016: 433 f.

[61] Vgl. Boehm 2017: 97.

[62] Vgl. Abschnitt 7.1 (»Überblick«).

[63] Zur Abgrenzung von erlaubtem Rat und unzulässiger Beeinflussung vgl. Schmoeckel 2010: 7.

Eingriffen in die Person und ihrer personalen Rechtsgüter wie z. B. bei Eingriffen in die Fortbewegungsfreiheit, den Körper oder die Gesundheit. Sie ist zwar gesetzlich anerkannt, allerdings anders als die Geschäftsfähigkeit nicht näher gesetzlich geregelt. Auch der im Jahre 2013 ins BGB eingefügte § 630d Abs. 1 BGB verlangt zwar die Einwilligungsfähigkeit für die Einwilligung in medizinische Eingriffe, regelt sie aber nicht näher.

Üblicherweise wird die Einwilligungsfähigkeit positiv definiert, als die Fähigkeit, Bedeutung und Tragweite des Eingriffs zu erkennen und darüber selbstverantwortlich zu entscheiden.[64] Das ist jedoch schief formuliert, denn alle Volljährigen sind grundsätzlich einwilligungsfähig. Die Einwilligungsfähigkeit ist bei Erwachsenen keine Wirksamkeitsvoraussetzung für die Einwilligung. Vielmehr ist ihr Fehlen ein Grund für deren Unwirksamkeit, wie § 630d Abs. 1 S. 2 BGB ausdrücklich bestimmt. Bewiesen werden muss nicht die Einwilligungsfähigkeit, sondern ihr Ausschluss im konkreten Einzelfall.[65]

8.2 Die zustandsbedingte Einwilligungsunfähigkeit im Einzelfall

Erwachsene sind demnach grundsätzlich einwilligungsfähig. Ausnahmsweise einwilligungsunfähig ist ein erwachsener Mensch, wenn er aufgrund seines psychischen Zustands nicht in der Lage ist, Bedeutung und Tragweite der Einwilligung in den konkreten Eingriff zu erkennen oder darüber selbstverantwortlich zu entscheiden. Ob die Entscheidung für bzw. gegen eine bestimmte medizinische Maßnahme »vernünftig« ist oder sozial akzeptiert wird, spielt dabei keine Rolle. In dieser Hinsicht besteht kein Unterschied zur »natürlichen« Geschäftsunfähigkeit.[66] Anders als dort kommt es jedoch auf die Schwierigkeit und Bedeutsamkeit des jeweiligen Eingriffs an. Die Einwilligungsunfähigkeit ist daher im Gegensatz zur Geschäftsunfähigkeit relativ.[67] Bei medizinischen Eingriffen spielt die ärztliche Aufklärung eine besondere Rolle. Eine ordnungsgemäße Aufklärung ist

---

[64] Vgl. Gesetzentwurf 2012: 23; Deutsch / Spickhoff 2014: 272 f.
[65] Vgl. Gesetzentwurf 2012: 23; Jauernig / Mansel 2021: § 630d BGB Rn. 3.
[66] Vgl. ebenso MünchKommBGB / Schneider 2020: § 1904 BGB Rn. 16.
[67] Vgl. Lipp 2000: 66; Amelung 1992: 557 f.; Schönke / Schröder / Sternberg-Lieben 2019: § 223 StGB Rn. 38.

nach § 630d Abs. 2 BGB Bedingung für eine wirksame Einwilligung; die Einwilligungsunfähigkeit bemisst sich daher u. a. nach der Unfähigkeit, die ärztliche Aufklärung im konkreten Fall zu verstehen.[68] Die Beurteilung, ob jemand im Einzelfall aufgrund seines psychischen Zustands wie etwa einer Demenz einwilligungsunfähig ist, obliegt zunächst denjenigen, die den Eingriff in das personale Rechtsgut vornehmen, im Falle eines medizinischen Eingriffs zum Zweck der ärztlichen Behandlung also der behandelnden Ärztin oder dem behandelnden Arzt. Im Streitfall entscheidet über die Unwirksamkeit der Einwilligung infolge der Einwilligungsunfähigkeit das für die jeweilige Sache zuständige Gericht nach Maßgabe der einschlägigen Prozessordnung.

Da bei Erwachsenen die Einwilligungsfähigkeit die Regel, die Einwilligungsunfähigkeit die zu beweisende Ausnahme ist, obliegt im Zivilprozess die Darlegungs- und Beweislast grundsätzlich denjenigen, die sich auf die fehlende Einwilligungsfähigkeit berufen.[69] Das Gericht kann die medizinischen Voraussetzungen mangels Fachkunde jedoch in aller Regel nur mit Hilfe von psychiatrischen Sachverständigen feststellen (§§ 402 ff. ZPO). Die Feststellung der Einwilligungsunfähigkeit obliegt jedoch dem Gericht. Das Sachverständigengutachten ist dabei nur eines von möglicherweise mehreren Beweismitteln; wie jedes Beweismittel unterliegt es der freien Beweiswürdigung durch das Gericht (§ 286 ZPO).[70]

Der gute Glaube der behandelnden Ärztin oder des behandelnden Arztes an die Einwilligungsfähigkeit der Demenzpatientin oder des Demenzpatienten wird nicht geschützt; sie oder er hat auch keinen Beurteilungsspielraum. Jedoch trägt die Ärztin oder der Arzt das Risiko einer Fehleinschätzung nicht in jedem Fall. Wenn es nicht zu vermeiden ist, dürfte es an ihrem oder seinem Verschulden fehlen.[71]

8.3 Einwilligungsfähigkeit und Betreuung bei Menschen mit Demenz

Die Bestellung einer rechtlichen Betreuerin oder eines rechtlichen Betreuers lässt die Einwilligungsfähigkeit der Betreuten unberührt.

---

[68] Vgl. Lipp 2000: 65 f.; MünchKommBGB / Schneider 2020: § 1904 BGB Rn. 16.
[69] Vgl. Oberlandesgericht Koblenz 2014: 79.
[70] Vgl. Bundesgerichtshof 1982: 2875; Thomas / Putzo / Seiler 2021: § 286 ZPO Rn. 4.
[71] Vgl. Spickhoff / Spickhoff 2018: § 630d BGB Rn. 5.

Das Betreuungsgericht kann auch keinen Einwilligungsvorbehalt für die Einwilligung zu Eingriffen in personale Rechtsgüter anordnen und damit die Einwilligungsfähigkeit beschränken.

Bei Menschen mit Demenz kommt es daher allein darauf an, ob sie im Einzelfall aufgrund ihres psychischen Zustands einwilligungsunfähig sind.[72] Für medizinische Maßnahmen ist dies nunmehr in § 630d Abs. 1 S. 2 BGB gesetzlich ausdrücklich geregelt. Danach darf die Patientenvertreterin oder der Patientenvertreter erst dann in eine medizinische Maßnahme stellvertretend einwilligen, wenn die Patientin oder der Patient im Einzelfall einwilligungsunfähig und die anstehende Maßnahme auch nicht von einer zuvor erklärten Einwilligung bzw. einer Patientenverfügung gedeckt ist. Insofern gilt für rechtliche Betreuerinnen und Betreuer nichts Anderes als für Vorsorgebevollmächtigte. Das Gesetz behandelt deshalb beide Patientenvertreter bei medizinischen Maßnahmen gleich.[73]

Bei Einwilligungsunfähigkeit ist die Patientenvertreterin oder der Patientenvertreter für die Feststellung des Patientenwillens verantwortlich – und zwar auch dann, wenn eine vorsorgliche Willensbekundung der Patientin oder des Patienten vorliegt.[74] Die Patientenvertreterin oder der Patientenvertreter hat zu prüfen, ob eine Patientenverfügung vorliegt und sie wirksam und einschlägig ist und ihr dann Ausdruck und Geltung zu verschaffen (§§ 1901a Abs. 1, 630d Abs. 1 S. 2 BGB). Andernfalls hat sie oder er auf der Grundlage aktueller oder früher geäußerter Behandlungswünsche oder des mutmaßlichen Willens der Patientin oder des Patienten selbst über die Einwilligung in die ärztlich vorgeschlagene Maßnahme zu entscheiden (§ 1901a Abs. 2 S. 1 BGB). Dazu hat die Ärztin oder der Arzt die Patientenvertreter aufzuklären (§ 630e Abs. 4 BGB).

Auch wenn es rechtlich gesehen daher entweder auf die Einwilligung der Patientin oder des Patienten oder auf die Einwilligung der Patientenvertreter ankommt, muss die Ärztin oder der Arzt, die an der Einwilligungsfähigkeit ihrer Patientin oder ihres Patienten zweifelt, diese in der Regel nicht in eigener Verantwortung feststellen.

---

[72] Vgl. nur MünchKommBGB / Schneider 2020: § 1904 BGB Rn. 16.
[73] Vgl. §§ 1901a Abs. 5, 1901b Abs. 3, 1904 Abs. 5, 1906a Abs. 5 BGB.
[74] Vgl. Laufs / Katzenmeier / Lipp 2021: 251 ff.

8.4 Aufklärung und Einwilligung bei Patientinnen und Patienten mit Demenz[75]

Wie alle Patientinnen und Patienten sind auch Patientinnen und Patienten mit einer Demenzerkrankung im Rahmen der Behandlung durch die Ärztin oder den Arzt umfassend zu informieren und aufzuklären. Erst nach diesen ärztlichen Gesprächen kann die Frage gestellt und beantwortet werden, ob die Patientin oder der Patient einwilligungsunfähig ist. Information und Aufklärung von Patientinnen und Patienten sind unabhängig von deren Einwilligungsfähigkeit eine grundlegende ärztliche Verpflichtung. Ziel der Aufklärung ist es, die Entscheidungsfähigkeit der Patientinnen und Patienten zu fördern. Die Aufklärung ist ein wesentliches Element der ärztlichen Entscheidungsassistenz. Sie befähigt die Patientinnen und Patienten, eine selbstbestimmte Entscheidung mit Blick auf die anstehende Behandlung zu treffen und trägt dazu bei, die Qualität der Patientenentscheidung zu verbessern. Patientinnen und Patienten mit einer Demenzerkrankung, die sich an der Schwelle zur Einwilligungsunfähigkeit befinden, können durch eine adressatengerechte Aufklärung in die Lage versetzt werden, in die Behandlung selbst rechtswirksam einzuwilligen. Bei nicht einwilligungsfähigen Patientinnen und Patienten kann das patientengerechte Aufklärungsgespräch dazu beitragen, diese stärker an der Entscheidung zu beteiligen. Ärztinnen und Ärzte sind deshalb auch rechtlich verpflichtet, einwilligungsunfähige Patientinnen und Patienten aufzuklären (§ 630e Abs. 5 BGB) und zu versuchen, deren Zustimmung einzuholen (vgl. § 1906 Abs. 3 Nr. 2 BGB).

Sind Patientinnen und Patienten mit der ärztlichen Maßnahme einverstanden, bestehen aber Zweifel hinsichtlich der Einwilligungsfähigkeit einer Patientin oder eines Patienten in der konkreten Behandlungssituation oder steht die Einwilligungsunfähigkeit gar fest, hat die Ärztin oder der Arzt die Patientenvertreterin oder den Patientenvertreter einzubeziehen.[76] Patientenvertreter haben dann den Patientenwillen festzustellen und gegenüber der Ärztin oder dem Arzt zu kommunizieren (§§ 1901a, 1901b BGB). Eine betreuungsgerichtliche Genehmigung ist nur erforderlich, wenn es sich um einen

---

[75] Vgl. Bundesärztekammer 2018: Ziff. II.; DGGG / DGPPN / DGN 2019: Ziff. 3.3.–3.5. (53 ff.).

[76] Vgl. Spickhoff / Spickhoff 2018: § 630e BGB Rn. 13 f.; Laufs / Katzenmeier / Lipp 2021: 234 f.

gefährlichen Heileingriff oder eine Entscheidung über den Verzicht, die Begrenzung oder die Beendigung lebenserhaltender Maßnahmen handelt und wenn Patientenvertreter und Ärzte keinen Konsens erreichen, dass das geplante Vorgehen dem Willen der Patientin oder des Patienten entspricht (§ 1904 BGB).

Widerspricht eine Patientin oder ein Patient indes der ärztlichen Maßnahme, wäre ihre Durchführung eine ärztliche Zwangsmaßnahme i.S.d. § 1906a BGB.[77] Sie kommt allerdings nicht bei jeder einwilligungsunfähigen Patientin oder Patienten in Betracht, sondern nur unter den restriktiven Voraussetzungen des § 1906a BGB und mit Zustimmung der Patientenvertreter und gerichtlicher Genehmigung oder in extremen Notfällen. Im Rahmen dieses Genehmigungsverfahrens muss das Gericht u. a. die Voraussetzung der Einwilligungsunfähigkeit feststellen und dafür das Gutachten von psychiatrisch qualifizierten Sachverständigen einholen. Diese dürfen im Regelfall nicht die behandelnde Ärztin oder der behandelnde Arzt sein (§ 321 Abs. 1 FamFG).

9. Vorsorgliche Willensbekundungen[78]

9.1 Überblick

Der erklärte bzw. der mutmaßliche Wille eines demenziell erkrankten Menschen ist für dessen Vorsorgebevollmächtigten durch den Auftrag, für rechtliche Betreuerinnen und Betreuer durch das Gesetz verbindliche Richtschnur ihres Handelns (vgl. §§ 665, 1901 Abs. 2 und 3 BGB bzw. § 1901a BGB).[79] Kennt die Vertreterin oder der Vertreter den Willen des demenziell erkrankten Menschen nicht, muss sie oder er die Angelegenheit mit diesem besprechen (§ 665 BGB bzw. § 1901 Abs. 3 S. 3 BGB). Nur in Eilfällen darf die Vertreterin oder der Vertreter sofort entscheiden. Für die behandelnde Ärztin oder den behandelnden Arzt gilt im Notfall dasselbe (vgl. §§ 681 S. 1, 630d Abs. 1 S. 4 BGB).

---

77 Vgl. Lanzrath 2017: 105 ff.
78 Vgl. Bundesärztekammer 2018: Ziff. III; DGGG / DGPPN / DGN 2019: Ziff. 3.6. (81 ff.); Simon 2018: 147 ff.
79 Zur Vollmacht vgl. Spalckhaver 2009: 281 f.; zur Betreuung Lipp 2009: 16 ff.

Wurde der Wille in einer Patientenverfügung oder einer anderen vorsorglichen Willensbekundung zum Ausdruck gebracht, sind diese Willensbekundungen nach Maßgabe der §§ 1901a, 1901b BGB auch im Falle von Patientinnen und Patienten mit Demenz verbindlich.[80]
Die Bindung an den erklärten oder mutmaßlichen Willen der Patientin oder des Patienten ist jedoch nicht nur in dem Sinne zu verstehen, dass sie mehr oder weniger genau vorschreiben, wie sie künftig zu behandeln seien. Patientinnen und Patienten können sich ihren Vertreterinnen und Vertretern und/oder ihren Ärztinnen und Ärzten vielmehr auch anvertrauen und diesen einen Entscheidungsspielraum gewähren.[81] Auf diese Möglichkeit ist bereits im Gesetzgebungsverfahren zu § 1901a BGB hingewiesen worden.[82] An sie hat der BGH vor kurzem erinnert und betont, dass es gerade bei der Feststellung des Patientenwillens darauf ankommt, auch eine dahingehende Vorstellung der Patientin oder des Patienten als Ausdruck des Willens zu beachten und zu respektieren.[83] Die Gewährung eines Entscheidungsspielraums dürfte vor allem im Zusammenhang mit einer Vorsorgevollmacht vorkommen. Es ist aber auch bei der Betreuung denkbar, wenn nämlich Betroffene sich ihre Betreuerin oder Betreuer selbst ausgesucht haben, etwa indem sie Angehörige oder nahestehende Personen in einer Betreuungsverfügung benennen.

9.2 Vorsorgliche Willensbekundung und aktuelle Willensäußerung

Bei der Feststellung des Patientenwillens geht es stets darum, was die Patientin oder der Patient für die aktuelle Behandlungssituation will bzw. gewollt hätte. Jede vorsorgliche Willensbekundung ist daher auszulegen,[84] d. h. es ist zu fragen, was sich aus der vorsorglichen Willensbekundung für die aktuelle Situation ergibt. Dabei ist nach § 133 BGB nicht allein auf den Wortlaut des Textes abzustellen, son-

---

[80] Vgl. Steenbreker 2012: 725 ff.
[81] Vgl. Gesetzentwurf 2008: 15; MünchKommBGB / Schneider 2020: § 1901a BGB Rn. 27.
[82] Vgl. Gesetzentwurf 2008: 15.
[83] Vgl. Bundesgerichtshof 2016: Rn. 40.
[84] Vgl. Bundesgerichtshof 2014a: 239; Bundesgerichtshof 2017: 804; ausführlich Roth 2004: 494, 498; vgl. auch Beschlussempfehlung und Bericht 2009: 23.

dern der wirkliche Wille zu erforschen[85] und alle bekannten Umstände zu berücksichtigen, auch diejenigen, die außerhalb der Erklärung liegen.[86] Dazu sind zum einen nahestehende Personen und Angehörige der Patientin oder des Patienten (§ 1901b Abs. 2 BGB) und zum anderen die aktuellen Willensäußerungen einzubeziehen. Aktuelle Willensäußerungen einer einwilligungsunfähigen Patientin oder Patienten bezeichnet man im Recht als »natürlicher Wille« (vgl. § 1906a Abs. 1 BGB).

Stimmen aktuelle und frühere Willensbekundungen nicht überein, so ist zu prüfen, ob die Patientin oder der Patient den früher erklärten Willen geändert hat bzw. mutmaßlich geändert hätte. Hinweise auf eine mögliche Willensänderung können entsprechende mündliche Aussagen, aber auch ein bestimmtes Verhalten sein, aus dem auf einen geänderten Patientenwillen geschlossen werden kann. Hierbei ist von allen Beteiligten ein hohes Maß an Sensibilität und Reflexivität gefordert. Zum einen darf auch einwilligungsunfähigen Demenzpatienten nicht vorschnell die Fähigkeit abgesprochen werden, ihren Willen zu ändern und dies zum Ausdruck zu bringen. Zum anderen ist zu bedenken, dass der mutmaßliche Wille bzw. die mutmaßliche Willensänderung immer eine Interpretation Dritter darstellt. Das birgt die Gefahr, dass ein Verhalten der Patientin oder des Patienten so gedeutet wird, wie es den Interessen und Präferenzen der interpretierenden Personen entspricht (z. B. dem Wunsch der Ärztinnen und Ärzte, des Pflegepersonals oder der Angehörigen, die Patientin oder den Patienten zu behandeln). Auch sind aktuelle Willensbekundungen demenziell erkrankter Menschen häufig Ausdruck momentaner Befindlichkeiten. Diese sind zwar grundsätzlich zu berücksichtigen; Grundlage von Behandlungsentscheidungen muss aber der freie Wille der Patientin oder des Patienten sein.

Besonderheiten gelten, falls der festgestellte Patientenwille für eine Behandlung spricht, die aktuelle Willensbekundung der einwilligungsunfähigen Patientin oder Patienten (»natürlicher Wille«) jedoch gegen die Behandlung gerichtet ist. Eine Behandlung von Patientinnen und Patienten gegen deren »natürlichen Willen« stellt

---

[85] Vgl. Roth 2004: 494, 499.
[86] Vgl. BGH 2016: 83 ff. (Rn. 49 f., 56 ff.).

eine Zwangsbehandlung dar. Für sie gelten besonders strenge Anforderungen.[87]

9.3 Vorausplanung und Patientenvertreter

Patientenvertreter haben Patientinnen und Patienten bei der Wahrnehmung ihrer Rechte im Rahmen der Behandlung zu unterstützen und, soweit das im konkreten Einzelfall erforderlich ist, diese auch zu vertreten, um den Willen, die Wünsche und die Vorstellungen der Patientin oder des Patienten darin einzubringen. Das gilt auch für die Vorausplanung der künftigen Behandlung, das so genannte *Advance Care Planning*. Diese Vorausplanung zielt darauf, das Ideal einer gemeinsamen Entscheidungsfindung innerhalb des ärztlichen Behandlungsverhältnisses auch in Situationen zu verwirklichen, in denen die Patientin oder der Patient selbst nicht mehr ansprechbar und nicht mehr einwilligungsfähig ist. Bei der Umsetzung dieses Ziels durch die vorausschauende Behandlungsplanung, die im Rahmen der Gesetzlichen Krankenversicherung finanziert wird (§ 132g SGB V), sollen die vorhandenen Vorsorgeinstrumente mit Hilfe eines organisierten Beratungsangebots effektiver gemacht und dieses Angebot in die Versorgungsstrukturen der gesetzlichen Krankenversicherung eingebettet werden.[88] Neben den Patientinnen und Patienten selbst müssen deshalb auch deren Vertreter von Anfang an in den Planungsprozess einbezogen werden, sofern die einwilligungsfähige Patientin oder Patient dem nicht widerspricht oder deren Vertreter dies nicht für erforderlich halten. Dasselbe gilt für die Umsetzung der Vorausplanung.[89]

Bestehen konkrete Zweifel daran, dass eine Patientin oder ein Patient infolge ihrer Demenzerkrankung oder aus anderen Gründen in der Lage ist, die Tragweite und Bedeutung der Vorausplanung zu verstehen oder sich darüber ein eigenes Urteil zu bilden, und ist keine Vertreterin oder Vertreter vorhanden, ist das Betreuungsgericht zu informieren und die Bestellung einer Betreuerin oder eines Betreuers

---

[87] Dazu Abschnitt 10.2 (»Freiheitsentziehende Unterbringung und andere freiheitsentziehende Maßnahmen«).
[88] Überblick bei Zentrale Ethikkommission bei der Bundesärztekammer 2019: Ziff. 1 und 2.
[89] Vgl. Lipp 2020b: 261 f.; Zentrale Ethikkommission 2019: Ziff. 3.2. und 3.5.

anzuregen. Diese oder dieser muss dann in die Behandlungsplanung einbezogen werden.

Soweit dies erforderlich ist um sicherzustellen, dass dem Patientenwillen auch dann entsprochen wird, wenn die Patientenvertreterin oder der Patientenvertreter nicht oder nicht schnell genug erreichbar sein sollte, haben je nach Lage der Dinge die behandelnde Ärztin oder der behandelnde Arzt, die Klinik oder Einrichtung bzw. die Gesundheitsfachpersonen, die eine solche Vorausplanung erstellen, mit der Patientin oder dem Patienten, soweit dies möglich ist, und mit der Patientenvertreterin oder dem Patientenvertreter die Behandlung im Voraus abzusprechen. Die Bezeichnung dieser Absprache als »Vertreterverfügung« ist jedoch irreführend, weil Patientenvertreter dabei keine Patientenverfügung oder andere vorsorgliche Willensbekundung im Sinne des § 1901a BGB anstelle der Patientin oder des Patienten erstellen, sondern deren künftige Behandlung mit der Ärztin oder dem Arzt absprechen. Dazu sind sie als Patientenvertreter verpflichtet und berechtigt, wenn die Patientin oder der Patient in diesem Zeitpunkt einwilligungsunfähig ist. Eine solche Absprache über die künftige Behandlung ist nach den üblichen Regeln zu dokumentieren.[90]

10. Zwangsmaßnahmen

10.1 Überblick

Zwangsmaßnahmen wie die freiheitsentziehende Unterbringung oder andere freiheitsentziehende Maßnahmen (z. B. physische oder medikamentöse Fixierung) oder ärztliche Zwangsmaßnahmen sind aus rechtlicher Sicht dadurch charakterisiert, dass sie gegen die Willensbekundung der einwilligungsunfähigen Patientin oder Patienten (»natürlicher Wille«) durchgeführt werden (vgl. §§ 1906, 1906a BGB).

Willensbekundungen eines Menschen mit Demenz sind daher stets mit Sensibilität und Reflexivität daraufhin zu prüfen, inwiefern sie Ausdruck eines momentanen Befindens oder eines bewussten, auf die Wahl des Aufenthaltsortes oder eine bestimmte ärztliche Maßnahme bezogenen (»natürlichen«) Willens sind.

---

[90] Vgl. Lipp 2020b: 262.

Wie die rechtliche Betreuung und die Vorsorgevollmacht allgemein, sind auch freiheitsentziehende Maßnahmen (§ 1906 BGB) und die Zwangsbehandlung nach § 1906a BGB Instrumente des Erwachsenenschutzes. Sie bestehen nicht im Interesse der Angehörigen, des Lebensumfelds oder zum Schutz der Allgemeinheit. Ihr Zweck ist nicht das Wegsperren oder die Behandlung zum Schutz Dritter. Sie haben vielmehr die Aufgabe, den Anspruch der Betroffenen auf Behandlung und Schutz umzusetzen, wenn krankheitsbedingt kein freier Wille gebildet werden kann und diese sich dadurch erheblich schädigen würden. Patientenvertreter verwirklichen die Rechte der Patientinnen und Patienten auf Leben und Gesundheit und auf gleichen Zugang zur ärztlichen Behandlung – auch bei der Unterbringung und bei der Zwangsbehandlung.[91]

10.2 Freiheitsentziehende Unterbringung und andere freiheitsentziehende Maßnahmen

Auf betreuungsrechtlicher Grundlage ist eine freiheitsbeschränkende oder freiheitsentziehende Maßnahme nur mit Einwilligung von Bevollmächtigten oder der rechtlichen Betreuerin oder des rechtlichen Betreuers zulässig. Sie setzt voraus, dass die Betroffenen einsichts- oder urteilsunfähig sind, sie sich selbst erheblich gefährden und diese Selbstgefährdung durch kein anderes, milderes Mittel abgewendet werden kann. Sollen Betroffene in einer Einrichtung freiheitsentziehend untergebracht oder soll ihnen auf andere Weise regelmäßig oder über einen längeren Zeitraum die Freiheit entzogen werden, ist dafür – außer in Eilfällen – eine gerichtliche Genehmigung nach Einholung eines Sachverständigengutachtens erforderlich (§ 1906 BGB).

Umstritten ist, wieweit dabei der früher erklärte oder mutmaßliche Wille der Betroffenen zu beachten ist, wie das die Grundnorm für Sorgehandlungen der rechtlichen Betreuerin oder des rechtlichen Betreuers in § 1901 Abs. 3 BGB und die entsprechende vertragsrechtliche Vorgabe für Vorsorgebevollmächtigte bzw. die gesetzliche Regelung für ärztliche Zwangsmaßnahmen in § 1906a Abs. 1 Nr. 3 BGB ausdrücklich vorsehen.[92]

---

91 Vgl. Lipp 2013: 919.
92 Vgl. Lipp / Güttler 2017: 95.

10.3 Ärztliche Zwangsmaßnahmen

Ärztliche Zwangsmaßnahmen zur Diagnostik oder Therapie setzen voraus, dass sich die Patientin oder der Patient im Rahmen eines stationären Aufenthalts in einem Krankenhaus befindet bzw. dorthin gebracht worden ist, in dem die gebotene medizinische Versorgung einschließlich einer erforderlichen Nachbehandlung sichergestellt ist. Dort kann eine zwangsweise Behandlung außer in Notfällen nur mit Zustimmung der Patientenvertreterin oder des Patientenvertreters und mit Genehmigung des Betreuungsgerichts durchgeführt werden. Voraussetzung ist, dass die Patientin oder der Patient nicht einwilligungsfähig ist, Ärzte und Patientenvertreter vergeblich versucht haben, eine freiwillige Zustimmung zu erreichen, die Maßnahme auch mit Zwang medizinisch indiziert und notwendig sowie für die Patientin oder den Patienten zumutbar und angemessen ist und dass sie dem früher erklärten oder mutmaßlichen Willen entspricht (§ 1906a BGB). Die ordnungsgemäße Dokumentation der Zwangsbehandlung ist Voraussetzung für ihre Rechtmäßigkeit (§ 323 Abs. 2 FamFG).[93]

Widersprechen Erkrankte nicht nur der Behandlung, sondern weigern sich auch, in ein Krankenhaus gebracht zu werden, dürfen sie dorthin nur dann zwangsweise verbracht werden, wenn die Voraussetzungen einer freiheitsentziehenden Unterbringung vorliegen (§ 1906 Abs. 1 Nr. 2, Abs. 2 und 3 BGB; § 1906a Abs. 4 BGB).

Vom Gesetz nicht vorgesehen ist eine Zwangsbehandlung außerhalb eines dafür geeigneten Krankenhauses, zum Beispiel in einem Pflegeheim, in der häuslichen Umgebung oder bei einer niedergelassenen Ärztin oder Arzt. Auch eine heimliche Medikamentengabe gegen den »natürlichen Willen« des erkrankten Menschen sieht das Gesetz nicht vor. Das Bundesverfassungsgericht hat über eine hiergegen eingelegte Verfassungsbeschwerde noch nicht entschieden (Stand: Juli 2021).[94]

---

[93] Vgl. Bundesgerichtshof 2014b: 324 Rn. 22; Bundesgerichtshof 2015b: 2019 Rn. 7.
[94] Vgl. Bundesverfassungsgericht (Verfassungsbeschwerde 2018); vgl. dazu Betreuungsgerichtstag 2019.

11. Verantwortlichkeit

11.1 Überblick

Autonomie umfasst neben der Selbstbestimmung auch die Selbstverantwortung. Die zivilrechtliche Haftung für die schuldhafte Schädigung Dritter setzt daher die Deliktsfähigkeit der Schädigenden voraus, die strafrechtliche Verantwortlichkeit die Schuldfähigkeit. Bei Jugendlichen ist sie abgestuft: Die volle zivilrechtliche Deliktsfähigkeit tritt mit der Volljährigkeit ein (vgl. § 828 BGB); die strafrechtliche Schuldfähigkeit beginnt zwar bereits mit 14 Jahren (§ 19 StGB), doch ist das Jugendstrafrecht bis 21 Jahren anwendbar (§ 1 JGG).

Erwachsene ab 21 Jahren sind demnach grundsätzlich voll zivilrechtlich deliktsfähig und strafrechtlich schuldfähig. Ihre Deliktsfähigkeit ist jedoch im Einzelfall ausgeschlossen, wenn sie bewusstlos sind oder sich in einem Zustand krankhafter Störung der Geistestätigkeit befinden, der die freie Willensbestimmung ausschließt (§ 827 BGB). In einem solchen Fall ist auch die strafrechtliche Schuldfähigkeit ausgeschlossen (§ 20 StGB).

Hinzuweisen ist freilich darauf, dass die zivilrechtliche Verantwortlichkeit auch auf anderen Gründen beruhen kann als auf der Verantwortung für eine schuldhafte Schädigung Dritter. So knüpft etwa die Gefährdungshaftung an die Verantwortung für eine bestimmte Gefahrenquelle an (z. B. die Halterhaftung für ein Kraftfahrzeug nach § 7 StVG), die Störerhaftung (§§ 861, 862, 1004 BGB) an die Zurechnung der Störung.

Menschen mit Demenz können daher je nach Schwere und Ausprägung der Demenz delikts- oder schuldunfähig sein. Ihre Verantwortlichkeit aus anderen Gründen bleibt davon jedoch unberührt.

11.2 Zivilrechtliche Deliktsfähigkeit

Die Voraussetzungen der Deliktsunfähigkeit im Einzelfall umschreibt das Gesetz in § 827 BGB in gleicher Weise wie in §§ 104 Nr. 2, 105 Abs. 2 BGB für die zustandsbedingte Geschäftsunfähigkeit im Einzelfall. Es kommt darauf an, dass ein Mensch wegen Bewusstlosigkeit oder aufgrund einer krankhaften psychischen Störung nicht zur freien Willensbestimmung in der Lage ist.[95] Die Praxis fragt auch bei der Deliktsunfähigkeit wie bei der Geschäftsunfähigkeit oft pauschal danach, ob jemand sein Verhalten »an vernünftigen Beweggründen auszurichten« vermag.[96] Gegen diese Orientierung an der »Vernünftigkeit« sprechen die o. g. Gründe.[97] Richtigerweise setzt die Deliktsunfähigkeit daher voraus, dass die Fähigkeit zur Einsicht in die Rechtswidrigkeit des eigenen Handelns bzw. die hierauf bezogene Steuerungsfähigkeit ausgeschlossen ist.[98]

Die Feststellung der Deliktsunfähigkeit obliegt im Streitfall letztlich dem über die zivilrechtliche Haftung entscheidenden Gericht, in der Regel also einem Zivilgericht nach den Regeln der Zivilprozessordnung (ZPO). Das Gesetz geht davon aus, dass die Zurechnungsfähigkeit der Regelfall ist.[99] Die Beweislast für die Deliktsunfähigkeit tragen deshalb diejenigen, die sich auf die Deliktsunfähigkeit berufen.[100] Für die medizinischen Grundlagen dieser Feststellung muss das Gericht ein Sachverständigengutachten einholen (§§ 408 ff. ZPO). Die oder der Sachverständige fungiert dabei als »Berater des Tatrichters«[101], indem dem Gericht die fehlende Sachkenntnis vermittelt wird.[102] Auch hier gilt wiederum, dass das Gericht das Sachverständigengutachten nach § 286 ZPO eingehend und kritisch würdigen muss.

11.3 Deliktsfähigkeit, Schuldfähigkeit und rechtliche Betreuung

Die Bestellung einer rechtlichen Betreuerin oder eines rechtlichen Betreuers beseitigt oder beschränkt die zivilrechtliche Deliktsfähig-

[95] Vgl. MünchKommBGB / Wagner 2020: § 827 BGB Rn. 1, 6 ff.
[96] Vgl. etwa Bundesgerichtshof 1970: 1681; MünchKommBGB / Wagner 2020: § 827 BGB Rn. 9.
[97] Vgl. Abschnitt 6.1 (»Die zustandsbedingte Geschäftsunfähigkeit im Einzelfall (»natürliche« Geschäftsunfähigkeit)«).
[98] Vgl. Lipp 2000: 62.
[99] Vgl. MünchKommBGB / Wagner 2020: § 827 BGB Rn. 14.
[100] Vgl. MünchKommBGB / Wagner 2020: § 827 BGB Rn. 15.
[101] Vgl. Bundesgerichtshof 1998: 3356.
[102] Vgl. Thomas / Putzo / Seiler 2021: § 402 ZPO Rn. 1.

keit oder die strafrechtliche Schuldfähigkeit der Betreuten ebenso wenig wie deren Geschäfts- oder Einwilligungsfähigkeit.[103] Zum Teil wird allerdings der Bestellung einer rechtlichen Betreuerin oder eines rechtlichen Betreuers Indizwirkung für die Deliktsunfähigkeit beigelegt bzw. ein entsprechender Anscheinsbeweis angenommen.[104] Eine derartige Wirkung lässt sich jedoch weder der gerichtlichen Bestellung einer rechtlichen Betreuerin oder eines rechtlichen Betreuers noch dem im Betreuungsverfahren eingeholten Sachverständigengutachten entnehmen. Dort geht es jeweils um die Fähigkeit zur selbstbestimmten Erledigung der eigenen Angelegenheiten, nicht um die zivilrechtliche Verantwortlichkeit.[105] Wenn die Betreuung für die Geschäftsunfähigkeit keine Indizwirkung hat, gilt dies erst recht für die zivilrechtliche Deliktsunfähigkeit und für die strafrechtliche Schuldfähigkeit.

Literaturverzeichnis

Aichele, V. / Bernstorff, J. von (2010): Das Menschenrecht auf gleiche Anerkennung von dem Recht. In: Betreuungsrechtliche Praxis 5, 199–203.

Aichele, V. (Hg.) (2013): Das Menschenrecht auf die gleiche Anerkennung vor dem Recht. Baden-Baden: Nomos.

Amelung, K. (1992): Über die Einwilligungsfähigkeit. In: Zeitschrift für die gesamte Strafrechtswissenschaft 104, 525–558.

Betreuungsgerichtstag (2019): Stellungnahme des Betreuungsgerichtstags e. V. vom 10.7.2019 im Verfahren vor dem Bundesverfassungsgericht über die Verfassungsbeschwerde des Herrn S. gegen § 1906a des Bürgerlichen Gesetzbuchs – 1 BvR 1575/18. URL https://www.bgt-ev.de/stellungnahmen.html [9. Mai 2021].

Bienwald, W. / Sonnenfeld, S. / Bienwald, C. / Harm, U. (Hg.) (2016): Betreuungsrecht: Materielles und Verfahrensrecht, Vergütungsrecht, BtBG und Landesrecht. Kommentar, 6. Auflage, Bielefeld: Gieseking [zitiert als Bienwald/Bearbeiter 2020].

Boehm, L. (2017): Der demenzkranke Erblasser. Baden-Baden: Nomos.

Brosey, D. (2014): Der General Comment No. 1 zu Art. 12 der UN-BRK und die Umsetzung im deutschen Recht. In: Betreuungsrechtliche Praxis 5, 211–215.

Brosey, D. (2009): Wunsch und Wille des Betreuten bei Einwilligungsvorbehalt und Aufenthaltsbestimmungsrecht. Hamburg: Dr. Kovac.

---

[103] Vgl. Jürgens / Loer 2019: § 827 BGB Rn. 1.
[104] Vgl. MünchKommBGB / Wagner 2020: § 827 BGB Rn. 9.
[105] Vgl. Spickhoff 2008: 409.

Bundesärztekammer (BÄK) (2018): Hinweise und Empfehlungen der Bundesärztekammer zu Patientenverfügungen und anderen vorsorglichen Willensbekundungen bei Patienten mit einer Demenzerkrankung. In: Deutsches
Ärzteblatt 115 (19), A 952–956.

Damm, R. (2010): Medizinrechtliche Grundprinzipien im Kontext von Pflege
und Demenz – »Selbstbestimmung und Fürsorge«. In: Medizinrecht 28,
451–463.

The World Congress on Adult Guardianship Law (2016): Yokohama Declaration.
Adopted by the First World Congress on Adult Guardianship Law, Yokohama,
Japan, October 4th, 2010, revised and amended by the Fourth World Congress
on Adult Guardianship Law Erkner/Berlin, Germany, September 16th, 2016.
URL https://www.international-guardianship.com/yokohama-declaration
.htm [9. Mai 2021].

Deutsch, E. / Spickhoff, A. (2014): Medizinrecht, 7. Auflage. Heidelberg: Springer.

Deutsche Gesellschaft für Gerontologie und Geriatrie (DGGG) / Deutsche
Gesellschaft für Psychiatrie und Psychotherapie, Psychosomatik und Nerven-
heilkunde (DGPPN) / Deutsche Gesellschaft für Neurologie (DGN) (2019):
Einwilligung von Menschen mit Demenz in medizinische Maßnahmen.
Interdisziplinäre S2k-Leitlinie für die medizinische Praxis (AWMF-Leitlinie
Registernummer 108–001).

Erman BGB (2020): Bürgerliches Gesetzbuch: Handkommentar mit AGG,
EGBGB (Auszug), ErbbauRG, LPartG, ProdHaftG, VBVG, VersAusglG und
WEG, hg. v. Harm Peter Westermann, Barbara Grunewald, Georg Maier-Rei-
mer, Band 2, §§ 762–2385, AGG, 16. Auflage, Köln: Dr. Otto Schmidt [zitiert
als Erman / Bearbeiter 2020].

Europarat (1999): 4 Principles Concerning the Legal Protection of Incapable
Adults. URL https://wcd.coe.int/ViewDoc.jsp?id=407333 [9. Mai 2021].

Flume, W. (1992): Allgemeiner Teil des Bürgerlichen Rechts, Zweiter Band: Das
Rechtsgeschäft. Berlin: Springer.

Gernhuber, J. / Coester-Waltjen, D. (2020): Familienrecht, 7. Auflage. München: C.H. Beck.

Jauernig, O. (2021): Bürgerliches Gesetzbuch: Kommentar, hg. v. Rolf Stürner,
18. Auflage, München: C.H. Beck [zitiert als Jauernig / Bearbeiter 2021].

Jürgens, A. (Hg.) (2019): Betreuungsrecht, München: C.H. Beck [zitiert als
Jürgens / Bearbeiter 2019].

Lanzrath, S. (2017): Patientenverfügung und Demenz – Der abgestufte Schutz
von Willensäußerungen des erkrankten Patienten. In: Medizinrecht 35,
102–107.

Laufs, A. / Katzenmeier, C. / Lipp, V. (2021): Arztrecht, 8. Auflage. München:
C.H. Beck.

Lipp, V. (2000): Freiheit und Fürsorge: Der Mensch als Rechtsperson. Tübingen:
Mohr Siebeck.

Lipp, V. (2005): Betreuung: Rechtsfürsorge im Sozialstaat aus betreuungsrechtlicher Perspektive. In: Betreuungsrechtliche Praxis 1, 6–10.

Lipp, V. (2008): Rechtliche Betreuung und das Recht auf Freiheit. In: Betreuungsrechtliche Praxis 5, 51–56.

Lipp, V. (2009): § 2 Staatlicher Erwachsenenschutz und private Vorsorge. In: Ders. (Hg.): Handbuch der Vorsorgeverfügungen. Vorsorgevollmacht – Patientenverfügung – Betreuungsverfügung. München: Vahlen.

Lipp, V. (2010): Autonomie im Alter. In: Gödicke, P. (Hg.): Festschrift für Jan Schapp. Tübingen: Mohr Siebeck, 383–400.

Lipp, V. (2012): Betreuungsrecht und UN-Behindertenrechtskonvention. In: Zeitschrift für das gesamte Familienrecht 59, 669–678.

Lipp, V. (2013): Erwachsenenschutz und Verfassung – Betreuung, Unterbringung und Zwangsbehandlung. In: Zeitschrift für das gesamte Familienrecht 60, 913–923.

Lipp, V. / Güttler, G. (2017): Betreuungsrechtliche Unterbringung: Nur in der Psychiatrie? In: Betreuungsrechtliche Praxis 3, 94–99.

Lipp, V. (2020a): Vorausplanung und Patientenvertreter. In: Medizinrecht 38, 259–263.

Lipp, V. (2020b): Funktion und Bedeutung der Vorsorgevollmacht in rechtsvergleichender Perspektive. In Lipp, V. / Münch, J. (Hg.): Vorsorgevollmacht – Aktuelle Probleme, Herausforderungen und Perspektiven. Bonn: Deutscher Notar Verlag, 1–27.

Lipp, V. (2021): Prozessfähigkeit und Menschenrechte – Zur Diskussion um § 53 ZPO. In: Althammer, C. / Schärtl, C. (Hg.): Dogmatik als Fundament für Forschung und Lehre, Festschrift für Herbert Roth zum 70. Geburtstag. Tübingen: Mohr Siebeck, 429–443.

Müller, G. (1998): Betreuung und Geschäftsfähigkeit. Bielefeld: Gieseking.

Münchener Kommentar BGB (2020): Kommentar zum Bürgerlichen Gesetzbuch, hg. v. Franz Jürgen Säcker, Roland Rixecker, Harmut Oetker, Bettina Limperg, Band 7: Schuldrecht – Besonderer Teil, 8. Auflage, München: C.H. Beck [zitiert als MünchKommBGB / Bearbeiter 2020].

Münchener Kommentar BGB (2020): Kommentar zum Bürgerlichen Gesetzbuch, hg. v. Franz Jürgen Säcker, Roland Rixecker, Harmut Oetker, Bettina Limperg, Band 10: Familienrecht, 8. Auflage, München: C.H. Beck [zitiert als MünchKommBGB / Bearbeiter 2020].

Roth, A. (2004): Die Verbindlichkeit der Patientenverfügung und der Schutz des Selbstbestimmungsrechts. In: JuristenZeitung 59 (10), 494–502.

Schmoeckel, M. (2010): Vorwort – Leitlinien für die juristische Praxis. In: Ders. (Hg.): Demenz und Recht: Bestimmung der Geschäfts- und Testierfähigkeit. Baden-Baden: Nomos, 5–7.

Schmoeckel, M. (2016): Die Geschäfts- und Testierfähigkeit von Demenzerkrankten. In: Neue Juristische Wochenschrift 7, 433–439.

Schönke / Schröder (2019): Strafgesetzbuch: Kommentar, bearb. von Albin Eser (Gesamtred.), Walter Perron, Deltlev Sternberg-Lieben, Jörg Eisele, Bernd Hecker, Jörg Kinzig, Nikolaus Bosch, Frank Schuster, Bettina Weißner, Ulrike Schittenhelm, 30. Auflage, München: C.H. Beck [zitiert als Schönke / Schröder / Bearbeiter 2019].

Spalckhaver, J. (2009): § 13 Gestaltungsmodalitäten. In: Lipp, V. (Hg.): Handbuch der Vorsorgeverfügungen. Vorsorgevollmacht – Patientenverfügung – Betreuungsverfügung. München: Vahlen.

Spalckhaver, J. (2009): § 15 Inhaltliche Gestaltung des Vorsorgeverhältnisses. In: Lipp, V. (Hg.): Handbuch der Vorsorgeverfügungen. Vorsorgevollmacht – Patientenverfügung – Betreuungsverfügung. München: Vahlen.

Spickhoff, A. (2008): Autonomie und Heteronomie im Alter. In: Archiv für die civilistische Praxis 208 (2/3), 345–415.

Spickhoff, A. (Hg.) (2018): Medizinrecht, Kommentar, 3. Auflage. München: C.H. Beck, [zitiert als Spickhoff / Bearbeiter 2018].

Staudinger BGB (2017): Kommentar zum Bürgerlichen Gesetzbuch mit Einführungsgesetzen und Nebengesetzen, Buch 1: Allgemeiner Teil, §§ 90–124; 130–133, Neubearbeitung 2017 von Steffen Klump, Reinhard Singer, Malte Stieper, Redaktor Sebastian Herrler. Berlin: Sellier / de Gruyter [zitiert als Staudinger / Bearbeiter 2017].

Steenbreker, T. (2012): Selbstbestimmung und Demenz – medizinethische Grenzen der Patientenverfügung? In: Medizinrecht 30, 725–728.

Thomas / Putzo (2021): Zivilprozessordnung: ZPO, Kommentar, begründet von Heinz Thomas, Hans Putzo, fortgeführt von Klaus Reichold, Rainer Hüßtege, Christian Seiler, 42. Auflage. München: C.H. Beck [zitiert als Thomas / Putzo / Bearbeiter 2021].

Zentrale Ethikkommission (2019): Zentrale Ethikkommission bei der Bundesärztekammer (ZEKO), Advance Care Planning. URL https://www.zentrale-e thikkommission.de/stellungnahmen/advance-care-planning-acp-2019/ [9. Mai 2021].

Gerichtsverfahren und Gerichtsentscheidungen

Bundesverfassungsgericht (Verfassungsbeschwerde 2018): Verfahren über die Verfassungsbeschwerde des Herrn S. gegen § 1906a des Bürgerlichen Gesetzbuchs. Az: 1 BvR 1575/18 (noch nicht entschieden).

Bundesverfassungsgericht (2016): Beschluss vom 26. Juli 2016. Az: 1 BvL 8/15 = Sammlung der Entscheidungen des Bundesverfassungsgerichts (BVerfGE) Bd. 142, 313.

Bundesverfassungsgericht (2009): Beschluss vom 07. Januar 2009. Az: 1 BvL 2/05 = Neue Juristische Wochenschrift 2009, 1803.

Bundesverfassungsgericht (2008): Beschluss vom 10. Oktober 2008. Az: 1 BvR 1415/08 = Zeitschrift für das gesamte Familienrecht 2008, 2260.

Bundesverfassungsgericht (2001): Beschluss vom 02. August 2001. Az: 1 BvR 618/93 = Neue Juristische Wochenschrift 2001, 206.

Bundesverfassungsgericht (1999): Beschluss vom 19. Januar 1999. Az: 1 BvR 2161/94 = Sammlung der Entscheidungen des Bundesverfassungsgerichts (BVerfGE) Bd. 99, 341.

Bundesverfassungsgericht (1998): Beschluss vom 23. März 1998. Az. 2 BvR 2270/96 = Zeitschrift für das gesamte Familienrecht 1998, 895.

Bundesverfassungsgericht (1981): Beschluss vom 07. Oktober 1981. Az: 2 BvR 1194/80 = Sammlung der Entscheidungen des Bundesverfassungsgerichts (BVerfGE) Bd. 58, 208.

Bundesgerichtshof (2017): Beschluss vom 08. Februar 2017. Az: XII ZB 604/15 = Medizinrecht 2017, 802.

Bundesgerichtshof (2016): Beschluss vom 06. Juli 2016. Az: XII ZB 61/16 = Sammlung der Entscheidungen des Bundesgerichtshofs in Zivilsachen (BGHZ) Bd. 211, 67.

Bundesgerichtshof (2015a): Beschluss vom 14. Januar 2015. Az: XII ZB 352/14 = Zeitschrift für das gesamte Familienrecht 2015, 648.

Bundesgerichtshof (2015b): Beschluss vom 14. Januar 2015. Az: XII ZB 470/14 = Neue Juristische Wochenschrift 2015, 1019.

Bundesgerichtshof (2014a): Beschluss vom 17. September 2014. Az: XII ZB 202/13 = Sammlung der Entscheidungen des Bundesgerichtshofs in Zivilsachen (BGHZ) Bd. 202, 226.

Bundesgerichtshof (2014b): Beschluss vom 04. Juni 2014. Az: XII ZB 121/14 = Sammlung der Entscheidungen des Bundesgerichtshofs in Zivilsachen (BGHZ) Bd. 201, 324.

Bundesgerichtshof (1998): Urteil vom 03. März 1998. Az: X ZR 106–96 = Neue Juristische Wochenschrift 1998, 3355.

Bundesgerichtshof (1982): Urteil vom 27. Mai 1982. Az: III ZR 201/80 = Neue Juristische Wochenschrift 1982, 2874.

Bundesgerichtshof (1970): Urteil vom 19. Juni 1970. Az: IV ZR 83/69 = Neue Juristische Wochenschrift 1970, 1680.

Oberlandesgericht Koblenz (2014): Urteil vom 01. Oktober 2014. Az: 5 U 463/14 = Neue Juristische Wochenschrift 1–2 (2015), 79.

Oberlandesgericht München (2017): Urteil vom 27. März 2017. Az: 21 U 3903/15 – juris.

Oberlandesgericht München (2009): Beschluss vom 05. Juni 2009. Az: 33 Wx 278/08, 33 Wx 279/08 = Betreuungsrechtliche Praxis 2009, 240 ff.

Oberlandesgericht München (2005): Beschluss vom 06. April 2005, Az: 33 Wx 32/05 = Betreuungsrechtliche Praxis 2005, 156.

Gesetze

Gesetz zur Reform des Vormundschafts- und Betreuungsrechts vom 12.5.2021: Bundesgesetzblatt 2021 I, 873.

Haager Erwachsenenschutzübereinkommen (ErwSÜ): Haager Übereinkommen über den internationalen Schutz von Erwachsenen vom 13. Januar 2000: Bundesgesetzblatt 2007 II, 323.

UN-Zivilpakt (IPBR): Internationaler Pakt über bürgerliche und politische Rechte vom 19. Dezember 1966: Bundesgesetzblatt 1973 II, 1553.

UN-Behindertenrechtskonvention (BRK): Übereinkommen über die Rechte von Menschen mit Behinderungen vom 13. Dezember 2006: Bundesgesetzblatt 2008 II, 1420.

Gesetzentwürfe

Gesetzentwurf (2020): Gesetzentwurf der Bundesregierung zur Reform des Vormundschafts- und Betreuungsrechts vom 18. November 2020: Bundestags-Drucksache 19/24445.

Gesetzentwurf (2012): Gesetzentwurf der Bundesregierung zur Verbesserung der Rechte von Patientinnen und Patienten vom 15. August 2012: Bundestags-Drucksache 17/10488.

Beschlussempfehlung (2009): Beschlussempfehlung und Bericht des Rechtsausschusses zu dem Gesetzentwurf eines Dritten Gesetzes zur Änderung des Betreuungsrechts und zum Gesetzesentwurf zur Verankerung der Patientenverfügung im Betreuungsrecht (Patientenverfügungsgesetz – PatVerfG) vom 08.06.2009: Bundestags-Drucksache 16/13314.

Gesetzentwurf (2008): Gesetzentwurf eines Dritten Gesetzes zur Änderung des Betreuungsrechts vom 06. März 2008: Bundestags-Drucksache 16/8442.

Gesetzentwurf (1997): Gesetzentwurf der Bundesregierung zur Änderung des Betreuungsrechts sowie weiterer Vorschriften (Betreuungsrechtsänderungsgesetz – BtÄndG) vom 11. März 1997: Bundestags-Drucksache 13/7158.

Gesetzentwurf (1989): Gesetzentwurf der Bundesregierung zur Reform des Rechts der Vormundschaft und Pflegschaft für Volljährige (Betreuungsgesetz – BtG) vom 11. Mai 1989: Bundestags-Drucksache 11/4528.

III. Demenz: Ethische Aspekte

Sebastian Knell

1. Einleitung

Die Philosophische Ethik hat es in ihren anwendungsbezogenen Teilgebieten mit normativen Fragen des moralisch richtigen Handelns, mit der Beurteilung unterschiedlicher Aspekte des Guten sowie mit der kritischen Bewertung von Voraussetzungen, Situationen und Folgen des Handelns zu tun. Dabei stehen stets auch begriffliche Fragen auf dem Prüfstand. Denn das Verständnis von Begriffen und ihren logischen Implikationen durchzieht unsere praktischen Handlungsorientierungen, und begriffliche Vorannahmen bilden häufig wirkmächtige Hintergrundprämissen ethisch orientierten Verhaltens. Auch im Falle des vor ca. drei Jahrzehnten neu entstandenen Feldes der Ethik demenzieller Erkrankungen richtet sich der Fokus auf ethische Problemstellungen, die unausweichlich auch mit entsprechenden begrifflichen Fragen verknüpft sind. Insbesondere betrifft dies die Konzepte der Person, des personalen Lebensvollzugs und der personalen Identität über die Zeit hinweg.

Die zentrale Rolle, die der Personenbegriff in diesem Kontext spielt, rührt unter anderem daher, dass grundlegende moralische Rechte und Verantwortlichkeiten von Patientinnen und Patienten üblicherweise an den Personenstatus geknüpft sind. Ein weiterer Grund für die herausgehobene Bedeutung des Begriffs liegt darin, dass das verbreitete normative Ideal einer autonomen und zukunftsgerichteten Lebensgestaltung der einzelnen Person nicht nur eine Grundorientierung personalen Lebens darstellt, sondern dass diese Idee auch den diachronen Fortbestand des jeweiligen Individuums als numerisch identische Person zur Voraussetzung hat. Im Falle einer fortschreitenden demenziellen Erkrankung werden aber diese begrifflichen Prämissen gerade fraglich: Das heißt, es wird unklar, ob zum Beispiel ein Mensch in den Spätstadien einer Alzheimererkrankung überhaupt noch als eine Person im vollen und uneingeschränkten Sinne gelten kann, oder ob seine Willensäußerungen noch als Bestandteile eines autonomen personalen Lebensvollzugs zu betrachten sind. Ebenso stellen sich mitunter Zweifel ein, ob ein demenziell erkranktes Individuum – sofern diesem der Personenstatus nach wie vor zugeschrieben werden kann – mit der früheren gesunden Person noch in hinreichendem Maße identifizierbar ist, um zu gewährleisten, dass beispielsweise Behandlungsvorgaben, die Inhalt einer früheren Patientenverfügung sind, weiterhin den Status normativ bindender Direktiven behalten können. Diese *philosophisch-ethischen* Fragen sind grundsätzlich auch unabhängig von dem *rechtlichen* Status diskutierbar, der Demenzpatientinnen und -patienten zukommt und der in Teil II dieses Sachstandsberichts erörtert wird.

Die adäquate Einschätzung der angesprochenen begrifflichen Zusammenhänge, wie auch die Beurteilung der Legitimität damit verbundener Hintergrundannahmen, spielen jedenfalls für den ethisch angemessenen Umgang mit Demenzbetroffenen[1] eine ganz zentrale Rolle. Aus diesem Grund sollen im Folgenden zunächst die wichtigsten konzeptuellen Debatten, die in der Philosophie um den Personenbegriff und das Problem der zeitübergreifenden personalen Identität geführt wurden, in knapper Form dargestellt werden (2.1). Anschließend richtet sich der Fokus dann auf begriffliche Fragen, die sich im Umfeld dieser Konzepte stellen, wenn der spezifische Kontext der Demenz in den Blick genommen wird (2.2). Erst im Anschluss daran können die eigentlichen ethischen Fragestellungen und Kontroversen, die sich auf den Umgang mit Demenzbetroffenen beziehen, sachgerecht thematisiert werden (3.1 bis 3.3).

2. Begriffliche Grundlagen

2.1 Personenstatus und personales Leben

Im Folgenden werden die wichtigsten, im philosophischen Fachdiskurs teils kontrovers debattierten Grundzüge der Konzepte der Person (2.1.1), des personalen Lebensvollzugs (2.1.2) und der zeitübergreifenden Identität der Person (2.1.3) dargestellt. Alle drei Konzepte

---

[1] Im vorliegenden Text bezieht sich der Ausdruck »Demenzbetroffene« stets auf Menschen, die selbst an einer Demenz erkrankt sind, und somit also nicht auf Angehörige, die von der Erkrankung und deren Folgen indirekt betroffen sein können.

spielen nicht nur innerhalb der Demenzethik, sondern ganz allgemein innerhalb bio- und medizinethischer Diskussionszusammenhänge eine zentrale Rolle.[2] Im letzten Teil des vorliegenden Abschnitts wird dann noch kurz auf hiervon abweichende Positionen eingegangen, die Kritik an einer Überbewertung der Funktion des Personenbegriffs innerhalb der philosophischen Ethik üben (2.1.4).

2.1.1 Der Personenbegriff in seinen deskriptiven und präskriptiven Aspekten

Der Begriff der Person hat seine Ursprünge im antiken Denken.[3] Gegenstand eines detaillierteren philosophischen Interesses wurde er jedoch erst in der Neuzeit, in der John Locke, Gottfried W. Leibniz, Immanuel Kant und andere ihn zu einem systematisch grundlegenden Konzept der theoretischen wie auch der praktischen Philosophie erhoben haben.[4] Das angemessene Verständnis des Personenbegriffs und seine genauen logischen und normativen Implikationen sind bis heute Gegenstand von Kontroversen.[5] Diese Diskussion gliedert sich in zwei Hauptstränge. Der erste von ihnen kreist um die Frage nach den *deskriptiven Kriterien*, die ein Individuum erfüllen muss, um als Person zu gelten. Hingegen sucht der zweite Hauptstrang der Debatte zu bestimmen, welche genauen *präskriptiven Vorgaben* – in Form etwa von moralischen Rechten, Pflichten und Verantwortlichkeiten – mit dem spezifischen Status verknüpft sind, den ein Wesen einnimmt, das wir als Person betrachten.

a) Deskriptive Merkmale von Personen

Eine deskriptive Minimalbestimmung des Personenbegriffs besagt, dass eine Person ein raumzeitlich lokalisierbares Einzelwesen ist, das unterschiedliche leibliche und geistige Attribute und Zustände in sich vereint.[6] Darüber hinaus werden die deskriptiven Kriterien

---

2 Vgl. z. B. Singer 1994, Kap. 4–7; Quante 2002; Sturma 2011; ders. 2016.
3 Vgl. hierzu z. B. Boethius 1988: Abschnitt II und III, 4 f.
4 Für eine umfangreiche begriffsgeschichtliche Darstellung vgl. Sturma 2007: 44–57.
5 Für einen Überblick über neuere deutschsprachige Beiträge zu dieser Debatte vgl. Sturma 2001 sowie Römer / Wunsch 2013.
6 Vgl. Strawson 1972: 130 f.

für den Besitz des Personenstatus zumeist anhand einer Liste von Fähigkeiten zusätzlich genauer bestimmt.[7] Die sehr einflussreiche Definition einer Person als ein Individuum, das die Fähigkeit zur *Vernunft*, zur *Selbstreflexion* und zu einem *Bewusstsein von sich* als einer Entität besitzt, die *über die Zeit hinweg identisch* bleibt, geht auf John Locke zurück. Viele Autorinnen und Autoren akzeptieren diese Begriffsbestimmung bis heute als basalen Kern der relevanten Merkmalsliste.[8] Oftmals rechnen sie jedoch noch weitere Fähigkeiten als Bedingungen des Personseins hinzu, wie etwa die Fähigkeit zur *sittlichen* bzw. *normativen Orientierung*[9], die Fähigkeit zur *sozialen Einbindung und Orientierung*[10], das Vermögen *sprachlicher Kommunikation*[11], die Kompetenz zum *zielgerichteten Handeln*[12], die Fähigkeit zur *Reziprozität* der Bezugnahme und zur *Intentionalität zweiter Stufe*[13], das Vermögen *höherstufiger* und *kritisch-evaluativer Selbstverhältnisse*[14] oder die Fähigkeit zu einer *wertorientierten, individuellen Lebensgestaltung*.[15]

Je anspruchsvoller die deskriptiven Kriterien für den Status einer »Person« formuliert werden, in desto höherem Maße entsteht eine systematische Spannung zwischen dem Konzept der *Person* auf der einen Seite und dem Konzept des *Menschen* auf der anderen Seite, was die Reichweite der jeweiligen Anwendung betrifft. Zwar gilt für fast alle geborenen Angehörigen der Spezies Mensch, dass sie das weiter oben beschriebene *minimale* Personenkriterium erfüllen, leibliche und mentale Attribute in sich zu vereinen. Doch fallen bei anspruchsvolleren Kriterien wie Rationalität, diachronem Selbstbewusstsein oder normativer Orientierung etliche Menschen aus dem Anwendungsfeld heraus – darunter Säuglinge, Menschen mit schwerer geistiger Behinderung und, was im vorliegenden Kontext von besonderer Bedeutung ist, tendenziell auch Demenzbetroffene

---

[7] Für einen Überblick über die Vielfalt dieser Bestimmungen vgl. Birnbacher 2001: 312.
[8] Vgl. z. B. Dennett 1981: 306; Parfit 1984: 202; Buchanan 1988: 284; Singer 1994: 120; Kuhse 1999: 356; McMahan 2002: 6; Quante 2007: 1, 23–30.
[9] Vgl. Quante 2007: 1.
[10] Vgl. ibid.: 31.
[11] Vgl. Dennett 1981: 306; Quante 2007: 23–30.
[12] Vgl. Buchanan 1988: 284; Kuhse 1999: 356.
[13] Vgl. Dennett 1981: 305, 308 f.; Frankfurt 1981: 288; Quante 2007: 23–30.
[14] Vgl. Buchanan 1988: 284; Quante 2007: 29.
[15] Vgl. Quante 2007: 1, 29.

in den Spätphasen der Erkrankung. Etliche Autorinnen und Autoren ziehen hieraus den Schluss, dass nicht alle Mitglieder der humanen Spezies zur Klasse der Personen zu zählen sind – bzw. dass sie nicht während ihrer gesamten biologischen Lebensspanne unter diese Kategorie fallen.[16] Darüber hinaus wird auch die Auffassung vertreten, dass es umgekehrt womöglich Personen gibt oder geben könnte, die keine Menschen sind. Als potenzielle Elemente dieser Teilklasse gelten etwa bestimmte intelligente Menschenaffen oder Delfine[17], mögliche Außerirdische[18] oder zukünftige intelligente Roboter.[19] Auf der anderen Seite versuchen manche Autorinnen und Autoren der systematischen Entkoppelung der Konzepte »Mensch« und »Person« zu entgehen, indem sie argumentieren, dass im Prinzip alle Menschen auch Personen sind, und zwar aufgrund ihrer genealogischen Natur und ihres Entwicklungspotenzials sowie aufgrund der Unhintergehbarkeit der interpersonalen Anerkennungsgemeinschaft, in die sie hineingeboren werden.[20]

b) Personsein als normativer Status

Insbesondere in ethischen Zusammenhängen wird der Personenbegriff meist so verwendet, dass er nicht nur den Besitz bestimmter Merkmale oder Fähigkeiten anzeigt, sondern zugleich auch einen herausgehobenen *normativen Status*, der dem Begriff eine *präskriptive* Bedeutungskomponente hinzufügt. Dass X eine Person ist, hat danach die direkte Konsequenz, dass X in unseren normativ geregelten Anerkennungs- und Handlungszusammenhängen Gegenstand moralischer Rücksichtnahme bzw. Inhaberin oder Inhaber von moralischen Ansprüchen oder Rechten ist. Diese Engführung des Personenbegriffs mit einem moralischen Status geht u. a. auf Kants Idee zurück, dass Menschen in ihrer Eigenschaft als rationale und sittliche Personen über eine intrinsische Würde verfügen und daher nicht zu fremden

---

[16] Exemplarisch hierfür sind etwa Dennett 1981: 303; Singer 1994: 120; Kuhse 1999: 356; McMahan 2002: 45 f.; Ringkamp 2017: 195.

[17] Vgl. Cavalieri / Singer 1993: 137–140; Singer 1994: 147–155; Birnbacher 2001: 314.

[18] Vgl. Kant 1755: A 186–198; Dennett 1981: 303; Thompson 2004: 58; ders. 2011: 14 f.

[19] Vgl. Birnbacher 2001: 319.

[20] Vgl. Spaemann 1996: 252–264; Sturma 2016: 129.

Zwecken instrumentalisiert werden dürfen.[21] In Anknüpfung an diese Traditionslinie verbindet sich in heutigen Kontexten der angewandten Ethik mit der Zuschreibung des Personenstatus üblicherweise die spezifische Forderung nach Achtung der *Autonomie* und *Selbstbestimmung* des betreffenden Individuums sowie das Verbot einer *Indienstnahme zu fremden Zwecken*, die ohne dessen Einwilligung erfolgt.[22] Zu den präskriptiven Aspekten des Personenstatus werden aber, je nach philosophischer Ausrichtung, auch andere Dinge gerechnet, etwa ein elementares *Lebensrecht*[23] oder der mögliche Besitz *moralischer Pflichten* im Rahmen eines moralischen Verhältnisses der *Gegenseitigkeit*.[24] Zuweilen erfährt der Personenbegriff sogar eine Auslegung, nach der er allein durch präskriptive Elemente bestimmt ist und semantisch auf gar keine spezifische Liste deskriptiver Merkmale verweist.[25] In der Regel gilt er jedoch als ein Konzept, bei dem fähigkeitsbasierte deskriptive Anwendungskriterien und normative Implikationen intern miteinander verknüpft sind. Eine Person ist danach ein Individuum, das a) über bestimmte, objektiv beschreibbare Merkmale verfügt und b) innerhalb unserer intersubjektiven Handlungs- und Kooperationszusammenhänge bestimmte Formen der moralischen Rücksichtnahme verdient bzw. zwingend erfordert.

2.1.2 Personales Leben und seine Stadien

Das Leben einer menschlichen Person ist durch eine Reihe spezifischer Charakteristika und Kompetenzen geprägt, die sich aus den grundlegenden deskriptiven und normativen Bestimmungen des Personseins ergeben. Im Zentrum vollentwickelten personalen Lebens stehen dabei nach einer weit verbreiteten Auffassung die Komponenten der *Vernunft* und der *Selbstbestimmung*.

Die Vernunftprägung lässt sich als umfassende Positionierung der alltäglichen Lebensvollzüge im *Raum der Gründe (space of rea-*

---

[21] Vgl. Kant 1785: BA 62–78. Eine genuin normative Dimension ist bereits in John Lockes forensischem Zuschnitt des Konzepts vorgesehen. Vgl. hierzu Birnbacher 2006: 58.

[22] Vgl. Sturma 2016: 134.

[23] Vgl. Singer 1994: 130–134; Quante 2007: 19; Tooley 1990: 159 f.

[24] Vgl. Birnbacher 2006: 59.

[25] Vgl. z. B. Tooley 1990: 159.

sons) deuten.[26] Personen orientieren sich gewöhnlich sowohl in ihren praktischen Zielsetzungen als auch in ihren epistemischen Weltverhältnissen mehr oder weniger ausdrücklich an komplexen Annahmen, übergeordneten Wertsetzungen und situationsspezifischen Informationen, die ihr Verhalten in Form von intersubjektiv nachvollziehbaren sowie auch kritisierbaren Gründen leiten. Einem vergleichsweise anspruchsvollen Verständnis personalen Lebens zufolge steht im Hintergrund dieser Orientierung – mindestens unausdrücklich – immer auch ein übergreifender *Lebensentwurf*[27], der in einer Ordnung langfristiger Ziele und Wertorientierungen besteht und den manche Autorinnen und Autoren auch als *Lebensplan* bezeichnen.[28] In jedem Fall gilt jedoch, dass ein wie vage auch immer artikulierter Modus des zukunftsbezogenen Selbstverhältnisses eine elementare Voraussetzung für jegliche Form des aktiven Lebensvollzugs von Personen bildet, die durch Gründe vermittelt ist.

Im Aspekt der *Selbstbestimmung* des Lebensvollzugs realisiert sich darüber hinaus ein normativer Grundzug des Personenstatus, da Autonomie ein grundsätzlicher *Anspruch* ist, den wir anderen kraft ihres Personseins zubilligen. Selbstbestimmung wird somit wesentlich wirksam als eine gegenüber Mitmenschen behauptete und von diesen anerkannte Form der Autonomie. Die Einbettung des personalen Lebensvollzugs in intersubjektive Anerkennungsverhältnisse ist zugleich Bestandteil einer sozialen Dimension personalen Lebens[29], die in jüngster Zeit vermehrt hervorgehoben wird.[30] Aber auch die zuvor erwähnte Positionierung im Raum der Gründe verweist letztlich auf diese soziale Einbettung der personalen Existenzform. Denn Begründungszusammenhänge bilden stets auch mögliche intersubjektive Rechtfertigungskontexte, und Gründe gewinnen zudem ihre inhaltliche Bestimmtheit und logische Verbindlichkeit letztlich nur im Medium einer öffentlichen, mit anderen Personen geteilten Sprache.[31]

Das personale Leben ist ferner kein statischer Zustand, sondern typischerweise in verschiedene Stadien untergliedert[32], in denen die

---

26 Sturma 2001: 345; ders. 2016: 131.
27 Vgl. Quante 2007: 1; Sturma 2016: 134.
28 Vgl. hierzu Rawls 1979: 446–449, sowie kritisch zur Idee eines monolithischen Lebensplans Thomä 2007:72–80.
29 Vgl. Siep 1993: 35.
30 Vgl. Quante 2007: 31; Sturma 2016: 135; Spaemann 1996: 193.
31 Vgl. Brandom 1994: Kap. 3 und 8.
32 Vgl. Sturma 2016: 131; ders. 2018: 157.

zentralen Aspekte der Vernunft und der Selbstbestimmung zum Teil in unterschiedlich starkem Maße ausgeprägt sind. In der kindlichen Anfangsphase des Lebens als Person, in der viele der maßgeblichen kognitiven Kompetenzen noch in Entwicklung begriffen sind und die Abhängigkeit von Eltern und Erziehungskräften den Alltag bestimmt, prägen Vernunftorientierung und Selbstbestimmung noch nicht so stark die Lebensvollzüge wie in den Phasen der Adoleszenz und des jungen und reifen Erwachsenenstadiums. Gegen Ende des Lebens können diese beiden Momente wieder stärker in den Hintergrund treten, wenn es zu kognitiven Beeinträchtigungen durch spezifische Erkrankungen – insbesondere demenzielle Pathologien – kommt. Im normativen Verhältnis zu den jeweiligen Mitmenschen lassen sich darüber hinaus *aktive* Komponenten personalen Lebens – wie das Adressieren von Erwartungen und Ansprüchen sowie die Übernahme von Verpflichtungen – von *passiven* Komponenten – wie die Eigenschaft, Bezugspunkt von Verpflichtungen und von Rücksichtnahme und Fürsorge zu sein – unterscheiden.[33] Letztere treten zu Beginn und gegen Ende einer personalen Biographie in den Vordergrund.[34] Zur Markierung entsprechender Stadien wurden in der Bioethik unter anderem die terminologische Unterscheidung zwischen »rationaler« und »sozialer Person« eingeführt sowie auch die Begriffe der »werdenden« oder »beginnenden« Person.[35] Vorschläge für eine stadienspezifische Unterscheidung zwischen voll entwickelter Personalität und unterschiedlich gearteten Vorstufen personaler Attribute und Fähigkeiten finden sich zudem in Kontexten der philosophischen Anthropologie.[36]

2.1.3 Diachrone Identität der Person

Von der Frage, ob und unter welchen Voraussetzungen ein Individuum eine Person ist und welche genauen begrifflichen Kriterien für die Zuschreibung des Personenstatus und eines personalen Lebensvollzugs gelten, muss eine weitere Frage unterschieden werden. Die Frage nämlich, ob und unter welchen Bedingungen eine Person über die Zeit hinweg *dieselbe* Person im *numerischen* Sinne – also im

---

[33] Vgl. Sturma 2016: 135; ders. 2018: 158.
[34] Vgl. Sturma 2016: 131; ders. 2018: 158.
[35] Vgl. hierzu Siep 1993: 36, 44.
[36] Vgl. ibid.: 40 ff.

Sinne der Anzahl – bleibt. Für diese Form der zeitübergreifenden Identität wird in philosophisch-ethischen Debatten auch der Terminus *diachrone Identität* verwendet. Dass ein Individuum zum Zeitpunkt t die Voraussetzungen erfüllt, als Person zu gelten, und dass es diese Voraussetzungen zu einem späteren Zeitpunkt t' noch immer erfüllt, heißt noch nicht automatisch, dass es sich zu beiden Zeitpunkten auch um *dieselbe* Person handelt und nicht um zwei *numerisch* verschiedene Personen. Damit diachrone Identität im numerischen Sinne vorliegt, müssen vielmehr zusätzliche Bedingungen erfüllt sein, über die in der Philosophie bereits seit geraumer Zeit eine kontroverse Debatte geführt wird.

a) Das Kriterium der psychologischen Verknüpfung

Historisch beginnt diese Diskussion schon mit dem Streit um die Identitätstheorie des britischen Philosophen John Locke, der ab dem 17. Jahrhundert geführt wurde. Einer üblichen Lesart zufolge betrachtet Locke das retrospektive Band konkreter Lebens*erinnerungen* als den entscheidenden Faktor, der dafür sorgt, dass die numerische Identität einer Person über die Zeit hinweg Bestand hat.[37] Eine Person, die über einen Zeitpunkt t hinaus weiterhin denselben menschlichen Körper bewohnt und zielgerichtet steuert, aber keinerlei Erinnerungen mehr an ihr Leben vor t hat, ist diesem Kriterium zufolge nicht mehr dieselbe Person wie vor t. Stattdessen fungiert in einem solchen Fall ihr physischer Leib gleichsam als Gehäuse für die serielle Existenz numerisch verschiedener Personen. Bereits an dieser Stelle wird erkennbar, dass ein Identitätskriterium, das im Wesentlichen auf Erinnerungsleistungen basiert, auch bei der Beurteilung der diachronen Identität von Demenzerkrankten zu weitreichenden Konsequenzen führt, auf die in Abschnitt 2.2 noch näher eingegangen wird.

In der aktuelleren Diskussion, die insbesondere auch die Verwendung des Konzepts der diachronen Identität in Kontexten der Bio- und Medizinethik betrifft, findet die auf Locke zurückgehende Auffassung nach wie vor Zuspruch. Allerdings bedient man sich dabei häufig eines Identitätskriteriums, das im Vergleich zu Lockes ursprünglicher

---

[37] Vgl. Locke 1981: II. Buch, Kap. 23, Abschnitt 9 u. 20. Für diese (nicht gänzlich unumstrittene) Standardauslegung vgl. etwa Parfit 1984: 205, sowie Quante 1999: Einleitung. Zur rekonstruktiven ideengeschichtlichen Einordnung des Lockeschen Kriteriums des retrospektiven Bewusstseins vgl. Sturma 2007: 165–169.

Konzeption *breiter* gefasst ist, indem es die Existenz psychologischer Verknüpfungen *im Allgemeinen* als Grundlage diachroner personaler Identität betrachtet.[38] Gemäß einer Begriffsbestimmung, die auf Derek Parfit zurückgeht und die im philosophisch-ethischen Diskurs heute breit etabliert ist, umfasst die Kategorie der *psychologischen Verknüpfung* neben der retrospektiven Beziehung zwischen einer aktuellen Erfahrung und der späteren Erinnerung an sie noch zwei weitere Formen des zeitübergreifenden psychologischen Nexus: zum einen diejenige Verbindung, die durch die zukünftige handelnde Umsetzung einer aktuellen Intention gestiftet wird; und zum anderen den längerfristigen Fortbestand von Überzeugungen, Einstellungen und Charakterzügen.[39]

Bei allen drei Arten der Verknüpfung handelt es sich um spezifische psychologische Relationen zwischen zeitlich früheren und zeitlich späteren mentalen Zuständen oder Dispositionen. Sie spielen im Lebensvollzug von Personen eine zentrale Rolle und tragen dazu bei, ihn über die Zeit hinweg zu strukturieren. Auf der anderen Seite liegt es auf der Hand, dass beim zunehmenden Ausfall kognitiver Kapazitäten, wie er im Falle einer fortschreitenden Demenzerkrankung stattfindet, nicht nur die Erinnerung an frühere Erlebnisse und Aktivitäten, sondern auch die anderen beiden Formen der diachronen Verknüpfung in systematischer Weise betroffen sind.

b) Kritik am Kriterium der psychologischen Verknüpfung

Das beschriebene Kriterium diachroner personaler Identität sieht sich allerdings schwerwiegenden Einwänden ausgesetzt: So ist numerische Identität zum Beispiel eine *nicht-gradierbare* Eigenschaft. X und Y können nur entweder miteinander identisch sein oder aber nicht. Was jedoch keinen Sinn ergibt, ist die Behauptung, X und Y seien in stärkerem Maße oder in geringerem Maße miteinander in numerischer Hinsicht identisch.[40] Darüber hinaus handelt es sich bei numerischer Identität um eine *transitive* Eigenschaft. Dies bedeutet, dass, sofern A numerisch identisch ist mit B und B numerisch mit C identisch ist, A auch mit C identisch sein muss.

---

[38] So z. B. Glannon 2002.

[39] Vgl. Parfit 1984: 205.

[40] Hierdurch unterscheidet sich *numerische* Identität von *qualitativer* Identität, die sich auf die qualitativen *Merkmale* einer Sache bezieht und die Abstufungen der Ähnlichkeit zulässt.

Beide Bedingungen, sowohl die der Nicht-Abstufbarkeit als auch die der Transitivität, werden jedoch von psychologischen Verknüpfungen, wie sie zuvor beschrieben wurden, gerade nicht erfüllt: Eine psychologische Verknüpfung kann erstens ihrer Dichte oder Intensität nach in unterschiedlichen Graden ausgeprägt sein, je nachdem, wie viele konkrete Erinnerungen jemand beispielsweise zu einem späteren Zeitpunkt an eine frühere Lebenssituation zurückbehält. Zweitens handelt es sich um eine intransitive Relation: Ist ein psychologisches Stadium A mit einem späteren Stadium B mental verknüpft, das seinerseits mit einem noch späteren Stadium C in analoger Weise verbunden ist, folgt daraus nicht zwangsläufig, dass auch A mit C auf dieselbe Weise verknüpft ist.[41] Aus beiden Disanalogien lässt sich folgern, dass die diachrone numerische Identität der Person letztlich nicht durch psychologische Verknüpfungen gestiftet werden kann. Die meisten Autorinnen und Autoren, die in bio-oder medizinethischen Kontexten vom Konzept der diachronen personalen Identität Gebrauch machen, akzeptieren heute diese Konsequenz.[42]

c) Alternative Kriterien zeitübergreifender Identität

Die beschriebene Kritik am Erinnerungskriterium John Lockes sowie auch am allgemeineren Kriterium der psychologischen Verknüpfung hat in der philosophischen Debatte eine Reihe alternativer Konzeptionen diachroner personaler Identität hervorgebracht.[43] Ein beliebtes alternatives Kriterium ist das der *psychologischen Kontinuität*. Wie die Bezeichnung bereits anzeigt, ist es ebenfalls psychologischer Natur.

---

[41] Die genannten Kritikpunkte sind u. a. zu finden bei Parfit 1984: 206, bei Gordijn 2004: 176, sowie bei McMahan 2002: 39. Ein weiterer schwerwiegender Einwand verweist auf die fehlende Ein-Eindeutigkeit der mentalen Verknüpfung, wobei dieses Problem insbesondere bei der Betrachtung gedankenexperimenteller Verdoppelungsszenarien zutage tritt. Vgl. hierzu etwa Williams 1978: 40.

[42] Manche Autorinnen und Autoren hingegen erkennen die Einwände zwar an, postulieren jedoch neben dem logisch strengen Konzept personaler Identität ein alternatives, praktisch relevantes Verständnis personaler Persistenz, dem tatsächlich die zuvor spezifizierten psychologischen Verknüpfungen als Kriterium dienten. Vgl. hierzu Glannon 2002.

[43] Einen klar strukturierten Überblick über die kontroversen Theoriealternativen, der auch die erwähnten historischen Vorläuferdiskurse einbezieht, liefert Noonan 1989. Vgl. ferner die Darstellung der Debatte in Quante 1999: Einleitung, sowie in ders. 2002: Kap. 2.

Es setzt die kontinuierliche Verkettung einander *überlappender* psychologischer Verknüpfungen an die Stelle der *direkten* Erinnerungsverknüpfung oder anders gearteter Formen der direkten mentalen Verknüpfung. Die diachrone Identität einer Person bleibt danach solange bestehen, solange sich die Kette der einander überlappenden Verknüpfungen entlang der Zeitachse fortsetzt.[44]

Eine solche Überlappung liegt zum Beispiel dann vor, wenn jemand sich im März eines Jahres noch gut an Dinge erinnert, die er Januar erlebt hat, während diese Dinge im April schon verblasst sind und nur Ereignisse des Monats Februar noch präsent sind, wohingegen im Mai nur noch Geschehnisse des Monats März präziser abrufbar sind usf. Die Erinnerungen überlappen dabei einander ähnlich wie die Fasern eines Fadens, bei dem ebenfalls keine einzige Faser vom Anfang bis zum Ende reicht. So verstandene psychologische Kontinuität erfüllt die beiden oben genannten logischen Erfordernisse: Sie ist erstens *transitiv* und sie lässt sich zweitens als eine *nicht-gradierbare* Eigenschaft begreifen.

Ein zweites Kriterium diachroner personaler Identität, das ebenfalls als Alternative zu dem der direkten psychologischen Verknüpfung diskutiert wird, ist nicht psychologischer, sondern leiblicher Natur: Es handelt sich um die Bedingung der *körperlichen Kontinuität* der jeweiligen Person, wobei diese Bedingung zuweilen auch spezifischer gefasst wird als kontinuierliche Fortexistenz eines störungsfrei funktionierenden *Gehirns*.[45] Gemäß diesem nicht-psychologischen Kriterium ist die leibliche Kontinuität des fortlebenden menschlichen Organismus – bzw. die dauerhafte Persistenz eines weiterhin funktionsfähigen Gehirns – der entscheidende Faktor, auf dem der zeitliche Fortbestand personaler Identität basiert. Eine Person bleibt danach genau solange dieselbe Person in einem numerischen Sinne, solange ihr Leib als derselbe biologische Organismus oder aber zumindest ihr Gehirn als dasselbe funktionsfähige Organ weiterhin fortexistiert.[46]

---

[44] Dieses potenzielle Identitätskriterium beschreibt ebenfalls Parfit 1984: 206 f. Vgl. außerdem McMahan 2002: 39 f., sowie Gordijn 2004: 176 f.

[45] Vgl. hierzu Williams 1978: 7–46; Wiggins 1967: Teil 4, sowie den theoriegeschichtlichen Überblick in Noonan 1989: 4 ff. Eine neuere Variante dieses Ansatzes stellt McMahans »Embodied Mind Account« dar. Vgl. ders. 2002: 66–69.

[46] Die beiden zuletzt beschriebenen Alternativkriterien werden oftmals nicht in Reinform angewandt, sondern entweder in Kombination mit der Zusatzbedingung faktischer Nichtverzweigung oder auch in Kombination miteinander. Vgl. hierzu die Beiträge von Sidney Shoemaker und Robert Nozick in: Quante 1999. Vgl. ferner

Ein wirklicher Konsens darüber, worin genau die Identität einer Person über die Zeit hinweg gründet, ist derzeit nicht in Sicht. Je nachdem, welche spezifische Theorie diachroner Identität man favorisiert, ergeben sich dementsprechend unterschiedliche Konsequenzen auch mit Blick auf die konzeptuelle Einordnung und ethische Beurteilung der Situation demenziell erkrankter Personen.

2.1.4 Kritik am Personenkonzept

Es wurde bereits darauf hingewiesen, dass die deskriptiven Kriterien für die Zuschreibung des Personenstatus häufig so anspruchsvoll definiert werden, dass nicht alle geborenen Menschen sie erfüllen. Insbesondere Säuglinge (und Kleinkinder) sowie Menschen mit schwerer geistiger Behinderung, irreversibel Komatöse und Demenzbetroffene in den Spätphasen der Erkrankung schienen außen vor zu bleiben. Sofern Personalität zugleich als Grundlage für den Besitz moralischer Rechte und eines herausgehobenen moralischen Schutzstatus gilt, folgt hieraus, dass nicht wenige Mitglieder der Spezies Mensch aus dem Kreis der Begünstigten moralischer Rücksichtnahme entweder völlig ausgeschlossen zu werden drohen oder aber in moralischer Hinsicht einen zweitklassigen Status genießen. In besonders radikaler Manier tritt diese Konsequenz in der utilitaristischen Ethik Peter Singers zutage, der zum Beispiel Neugeborenen aufgrund ihres fehlenden Personenstatus ein vergleichbares Recht auf Leben abspricht, wie es erwachsenen Menschen zukommt.[47] Hält man hingegen an

---

McMahan 2002: 40 und 67 f., sowie Parfit 1999: 83, Fn. 17. In Konkurrenz hierzu tritt schließlich noch eine weitere Theoriealternative, die in der neueren Debatte ebenfalls ins Spiel gebracht wurde, die historisch jedoch bereits auf Reid und Butler zurückgeht. Sie weist die Annahme zurück, die diachrone Identität der Person sei durch eine andere, ihr *zugrundeliegende* Tatsache erklärbar, sei diese nun psychologischer oder physischer Natur. Ihr zufolge handelt es sich beim zeitlichen Fortbestand ein und derselben Person vielmehr um ein *nicht weiter analysierbares, elementares Faktum*, von dem die jeweilige Person im bewussten Selbstverhältnis unmittelbare Gewissheit erlangt. Doch auch diese radikale Position sieht sich in der philosophischen Debatte mit Problemen und Einwänden konfrontiert. Zu dieser Auffassung und der Kritik daran vgl. Quante 1999: 17; ders. 2002: 32 sowie Kap. 2, Abschnitt 1; Noonan 1989: 19 f.;. Chisholm 1969: 82–106; Swinburne 1999.

[47]   Vgl. Singer 1994: 219 ff.

moralischen Rechten für menschliche Nicht-Personen fest, verliert der Personenbegriff seine moralische Schlüsselstellung.[48] Konsequenzen wie diese haben manche Autorinnen und Autoren dazu veranlasst, die zentrale Rolle des Personenbegriffs in der Ethik kritisch zu hinterfragen[49] oder aber den Personenbegriff primär deskriptiv zu gebrauchen.[50] Ludwig Siep hat das drohende Problem der Ausgrenzung auf die Formel gebracht, die Gemeinschaft der Inhaberinnen und Inhaber moralischer Rechte könne zu einer »Aristokratie rationaler Personen« werden.[51] Eine mögliche Lösung sieht er in der Konzeption von moralisch gleichermaßen inklusiven Abstufungen des Personseins.[52] Ein Einwand gegen diesen Lösungsvorschlag besagt allerdings, dass ein entsprechend abgestufter Personenbegriff von dem alltagssprachlichen Verständnis dieses Begriffs zu weit abgekoppelt wäre.[53]

Auch solche Autorinnen und Autoren, die in jüngster Zeit verstärkt an Gedankengut von Aristoteles anknüpfen,[54] beurteilen die auf Kant und die kantische Tradition zurückgehende Orientierung der normativen Ethik am Personenkonzept kritisch. Hierbei bildet auch die potenzielle Einbeziehung möglicher nicht-menschlicher Personen in den Kreis moralisch zu berücksichtigender Individuen einen Stein des Anstoßes. Kritisch gesehen wird also nicht nur die *ausgrenzende*, sondern auch die *überinklusive* Natur des Begriffs. Ein zentraler Einwand lautet, dass nur Mitglieder der Spezies Mensch durch eine gemeinsame Lebensform so miteinander verbunden sind, dass sie wechselseitig zu Adressaten moralischer Pflichten werden können. Hingegen entbehre die abstraktere Vorstellung einer moralischen Gemeinschaft rationaler Personen der normativen Fundierung in einer geteilten Lebensform.[55] Die Frage, ob die Kategorie *Person* oder nicht vielmehr doch der Gattungsbegriff *Mensch* als zentraler

---

48 Vgl. Birnbacher 2006: 68–73.
49 Vgl. ibid.: 53–55, 73 f.; Siep 1993: 36 ff.
50 Vgl. Quante 2006: 21 f.
51 Siep 1993: 38.
52 Vgl. ibid.: 40 ff.
53 Vgl. Birnbacher 2001: 315 f.
54 Vgl. etwa Foot 2004; Thompson 2011.
55 Vgl. Thompson 2011: 14–16, 42 f., 44 f.; ders. 2004: 58–63; ders. 2017: 29 f.; Foot 2004: 31.

Bezugspunkt ethischer Orientierung dienen soll, bleibt daher in der aktuellen ethischen Debatte umstritten.[56]

2.2 Personales Leben und Demenz

Die im vorigen Abschnitt dargestellten Kontroversen um den Personenbegriff und die diachrone Identität von Personen haben auch weitreichende systematische Konsequenzen für den ethischen Diskurs, der den Umgang mit Demenzkranken thematisiert. Diese Konsequenzen betreffen vor allem die Spätstadien einer progressiven Demenz, in denen sich die Frage nach dem möglichen Verlust personaler Eigenschaften stellt (2.2.1), aber auch die Frage nach den Rechtfertigungsgrundlagen der Annahme, die betroffene Person sei noch mit der früheren gesunden Person identisch (2.2.2).

2.2.1 Demenz und Personenstatus

Wird der Personenstatus anhand anspruchsvoller kognitiver Kompetenzen definiert – die etwa einen selbstbewussten Zukunftsbezug, langfristig und konsistent verfolgte Präferenzen, eine umfängliche Orientierung und Positionierung der eigenen Lebensvollzüge im Raum der Gründe, eine reflexive Bewertung der eigenen Wünsche und Handlungen sowie moralische Motivations- und Zurechnungsfähigkeit einschließen – liegt auf der Hand, dass dieser Status im fortgeschrittenen Stadium einer Demenzerkrankung zunehmend problematisch wird.[57] Tatsächlich ziehen manche Autorinnen und Autoren hieraus die Konsequenz, dass Demenzbetroffene ab einem bestimmten Punkt im Verlauf ihrer kognitiven Kompetenzeinbußen keine Personen mehr sind, selbst wenn wir sie nach wie vor zum Teil so behandeln, *als seien* sie Personen.[58] Ihre Personalität verflüchtigt sich danach zu einem bloßen Als-ob-Status. Sie werden daher manchmal auch als Post-Personen bezeichnet.[59] Diese Tendenz, Demenzbetrof-

---

[56] Zu einer möglichen Synthese beider Denkrichtungen in der Idee einer Personen-Lebensform vgl. Heinrichs 2017.
[57] Vgl. hierzu u. a. Werren 2019: 129 f.
[58] Vgl. Kuhse 1999: 356; Rich 1997: 141 f.; DeGrazia 2005: 160; Birnbacher 2006: 66 f., McMahan 2002: 46 ff. und 463 ff.
[59] Vgl. z. B. Rich 1997: 141 f.; McMahan 2002: 46 ff. und 463 ff.

fenen in späten Krankheitsstadien den Personenstatus abzusprechen, kommt hin und wieder auch in der erschütternden Formulierung zum Ausdruck, wonach die Demenz als »Tod bei lebendigem Leibe« anzusehen ist[60] – womit dann der Tod der Person bei gleichzeitiger Fortexistenz des biologischen Körpers gemeint ist. Auch von einem »vorgezogenen Sterben« ist in diesem Kontext die Rede.[61] Der Tod der Person wird dabei vom Tod des menschlichen Organismus unterschieden, der erst später stattfindet.[62] Dabei wird allerdings nicht immer eine völlig scharfe Grenze gezogen. So begegnet man zum Beispiel auch dem Hinweis, dass es im Übergang zu den späten Stadien der Demenz eine Art Grauzone geben mag, innerhalb derer eine eindeutige Antwort auf die Frage, ob eine Patientin oder ein Patient noch eine Person im strengen und kognitiv anspruchsvollen Sinne ist oder ob dies nicht mehr gilt, schlicht nicht möglich ist.[63]

Schwer Demenzbetroffene nicht länger als Personen im eigentlichen Sinne einzustufen, ist zweifellos die drastischste Konsequenz, die aus der Diagnose gezogen werden kann, dass wesentliche kognitive Kompetenzen irreversibel verloren gegangen sind. Auch unabhängig von der Frage nach der grundsätzlichen Zuerkennung des *Personenstatus* gehen allerdings viele Autorinnen und Autoren davon aus, dass elementare Fähigkeiten, die den *personalen Lebensvollzug* gewöhnlich essenziell bestimmen – wie etwa die Fähigkeit zur zielgerichteten Lebensgestaltung, zur rationalen Überlegung, zur Autonomie oder zur narrativen Selbstvergegenwärtigung der eigenen Lebensgeschichte – in Spätphasen einer Demenzerkrankung nicht mehr vorhanden sind.[64]

Auf der anderen Seite gibt es in der demenzethischen Debatte jedoch auch Stimmen, die solchen zugespitzten Schlussfolgerungen entschieden entgegentreten. Diejenigen Autorinnen und Autoren, die diese Gegenposition vertreten, nehmen bei der Gewichtung des Verlusts von kognitiven Kompetenzen eine alternative Akzentsetzung vor, indem sie einer von zwei Argumentationslinien folgen: Entweder betonen sie, dass trotz der kognitiven Einbußen bestimmte andere

---

60 Wetzstein 2010: 55. Vgl. Morris 2000: 285; Matthews 2006: 163.
61 McMahan 2002: 464.
62 Für einen Überblick über die Rolle, die solche Todesassoziationen darüber hinaus im Rahmen von literarischen Darstellungen der Demenz spielen, vgl. Schwieren 2017.
63 Vgl. McMahan, 2002: 45.
64 Vgl. Dworkin 1994: 218 f.; Blustein 1999: 21, 29; Gerhardt 2012: 102, 104; Fuchs 2018: 48; Rippe 2018: 85 f.

Komponenten der Personalität und der personalen Existenzweise auch in Phasen der fortgeschrittenen Demenz noch weiterhin erhalten bleiben; oder aber sie verweisen darauf, dass basalere Stufen der Kernelemente des Personseins, die weniger stark – oder auch gar nicht – von entwickelten kognitiven Fähigkeiten abhängen, auch in den Spätphasen der Erkrankung noch weiter fortbestehen.

Zur ersten begrifflichen Substrategie zählt die Auffassung, dass passive Komponenten der Personalität in den finalen Stadien einer demenziellen Erkrankung erhalten bleiben.[65] Sie können danach sogar eine eigene Phase des personalen Lebens konstituieren,[66] wobei auch spezifische Ausdrucksformen personalen Lebens in Form von gegenwartsbezogenen Wertungen und Situationsbeurteilungen weiterhin möglich sind.[67] Derselben Argumentationsstrategie zuordnen lässt sich die Überlegung, dass elementare *Bedürfnisse*, die unser Dasein als Personen prägen, wie dasjenige, zu lieben und geliebt zu werden, das Bedürfnis, sich in einem sozialen Netz zu bewegen oder das Bedürfnis, zu lachen und Fröhlichkeit zu empfinden, bis in die späten Phasen einer Demenzerkrankung ungeschmälert erhalten bleiben.[68] Dasselbe gilt danach auch für die Fähigkeit, vielfältige Emotionen auszubilden und Alltagssituationen differenziert wahrzunehmen.

Hingegen folgt die zweite Substrategie der Annahme, dass beispielsweise eine für das Personsein grundlegende mentale Fähigkeit wie die Fähigkeit, ein Bewusstsein von sich selbst zu haben, in basaler Gestalt auch noch in späten Phasen der Erkrankung fortbesteht – etwa in Form einer rudimentären Verwendung des Pronomens »ich«, oder auch in Form eines nicht mehr explizit reflektierenden, doch noch immer präreflexiv vorhandenen, eher leiblich empfundenen, indexikalischen Selbstbewusstseins.[69] In diesem Kontext passt zudem die Überlegung, dass die Orientierung der eigenen Entscheidungen an Gründen, die für die Autonomie des personalen Lebensvollzugs wesentlich ist, in bestimmten Stadien der Demenz durchaus in einer abgeschwächten Form noch weiterhin vorliegen kann, indem zum Beispiel unmittelbare Erfahrungen des Wohl- oder Unwohlseins eine

---

65 Vgl. Abschnitt 2.1.2 (»Personales Leben und seine Stadien«).
66 Vgl. Sturma 2011: 95.
67 Vgl. ibid.: 96; Nuffield Council on Bioethics 2009: 31 f.
68 Vgl. Deutscher Ethikrat 2012: 25 f., 31.
69 Vgl. Fuchs 2018: 58; Summa 2011: 156, 166–168.

neue Art von Handlungsgründen bilden können, die situationsbezogene Entscheidungen und Präferenzen stützen.[70] Ein systematisch verwandter Argumentationsansatz macht ferner geltend, dass zumindest in den mittleren Phasen einer Demenzerkrankung eine basale Form des personalen Selbstbezugs noch fortbesteht, die nicht mit anspruchsvollen kognitiven Kompetenzen einhergeht, sondern sich der elementareren Fähigkeit verdankt, die eigenen Lebensumstände in eine zeitlich begrenzte Zukunft hinein positiv oder negativ zu evaluieren.[71]

Beide Strategien und Sichtweisen sind letztlich geeignet, dem schon erwähnten Vorschlag den Rücken zu stärken, unterschiedliche Abstufungen des Personseins anzuerkennen.[72] Allerdings dürfte eine solche Stufenkonzeption auch an gewisse Grenzen stoßen, die mit der *holistischen* Natur zentraler Bedingungen von Personalität zu tun haben: So sind etwa Rationalität und die Fähigkeit, Überzeugungen und Wünsche zu haben, dergestalt miteinander verknüpft, dass ein Individuum das eine nicht haben kann, ohne auch das andere auszubilden.[73] Ein residualer Modus des Personseins, bei dem ein Mensch z. B. rationale Standards nicht erfüllt, aber nach wie vor als Subjekt von Überzeugungen und Wünschen agiert, scheint daher letztlich nur in sehr begrenztem Maße konzipierbar. Darüber hinaus sind gemäß einer verbreiteten philosophischen Sichtweise sowohl Überzeugungen als auch die Bedeutungen der korrespondierenden sprachlichen Äußerungen ihrerseits holistisch verfasst. Damit ist gemeint, dass sie nur als Teil eines umfassenderen Systems von Überzeugungen bzw. Bedeutungen jeweils ihre spezifische inhaltliche Bestimmtheit erlangen können.[74] Diese strukturelle Anforderung schließt jedoch bis zu einem gewissen Grade die Möglichkeit aus, dass ein Individuum im Zuge der Verminderung kognitiver Fähigkeiten ein Residuum von nur sehr wenigen Überzeugungen zurückbehält.

Das zuletzt beschriebene Problem, das sich bei dem Versuch ergibt, extrem geschrumpfte Systeme von Überzeugungen und Wünschen in gedanklich kohärenter Weise zu konzipieren, vermeiden

---

[70] Vgl. Deutscher Ethikrat 2012: 57 f.
[71] Vgl. Ringkamp 2017: 207 f.
[72] Vgl. Siep 1993: 38. Vgl. hierzu auch Abschnitt 2.1.4 (»Kritik am Personenkonzept«).
[73] Vgl. Quante 2007: 25–27.
[74] Vgl. hierzu Block 1998.

einige Ansätze, die innerhalb der demenzethischen Debatte einen alternativen Weg beschreiten. Sie entscheiden sich für eine noch radikalere Abkehr von kognitiven Kriterien des Personseins, indem sie von vornherein der Leiblichkeit eine zentrale Rolle bei der Konstitution von Personalität zuschreiben. Eine besonders radikale Variante dieser alternativen Positionierung besagt, dass sich Personalität sogar im Wesentlichen *durch* und *in Leiblichkeit* und deren physiognomischer Erscheinungsform realisiert.[75] Angehörige dieser Strömung plädieren daher dafür, die personale Kontinuität einer demenzbetroffenen Person auch im Endstadium der Krankheit uneingeschränkt an der phänomenalen Erscheinung ihrer Leiblichkeit – einschließlich insbesondere der Mimik – festzumachen und den Leib dabei zugleich als Träger einer fortbestehenden personalen Würde anzusehen.[76]

Ein weiterer Gesichtspunkt verdient in diesem Kontext abschließend Erwähnung: Im Rahmen der gesamten Debatte über den Personenstatus von schwer Demenzbetroffenen ist es immer wichtig, sich zu vergegenwärtigen, dass die Ausdrucksmöglichkeiten von Patientinnen oder Patienten, die sich im fortgeschrittenen Stadium einer Demenzerkrankung befinden, oftmals soweit reduziert sind, dass die verbleibende Komplexität ihres Innenlebens dem Pflegepersonal und anderen Personen des unmittelbaren Umfelds womöglich zu erheblichen Teilen verborgen bleibt. Aus diesem Grund sprechen sich manche Stimmen auch *aus erkenntnistheoretischen Gründen* dagegen aus, Betroffenen allzu vorschnell den Personenstatus abzusprechen.[77] Selbst dann, wenn man die zuletzt beschriebenen, leiborientierten Ansätze nicht teilt, sondern stattdessen von traditionellen, psychologisch-kognitiven Kriterien für die Zuschreibung des Personenstatus ausgeht, kann somit ein Prinzip der erkenntnistheoretisch begründeten Vorsicht gute, ethisch fundierte Gründe an die Hand geben, Menschen mit Demenz bis zum Ende des Krankheitsgeschehens uneingeschränkt als Personen zu betrachten.

---

[75] Vgl. Rieger 2015: 144.
[76] Vgl. ibid.: 145.
[77] Vgl. Nuffield Council on Bioethics 2009: 31.

2.2.2 Demenz und diachrone Identität

Von erheblicher ethischer Relevanz ist nicht nur die Frage, ob eine fortschreitende Demenzerkrankung zum schleichenden Verlust des Personenstatus führt. Ebenso wichtig ist die Frage, ob eine Patientin oder ein Patient in den Spätstadien der Erkrankung noch *dieselbe* Person ist wie zu Beginn oder vor dem Eintritt in die Krankheitsphase. Dabei geht es nicht nur um mögliche *qualitative* Veränderungen der *Persönlichkeit*, die im Falle einer fortschreitenden Demenz zu verzeichnen sind, sondern insbesondere auch um diachrone *Identität* in dem zuvor erläuterten *numerischen* Sinne.[78] Einige Wortführerinnen und Wortführer der ethischen Debatte bejahen diese numerische Identität uneingeschränkt.[79] Andere Autorinnen und Autoren äußern sich zumindest kritisch gegenüber der gegenteiligen Annahme, die Identität der Person bleibe in den Spätphasen einer Demenz nicht länger erhalten.[80] Allerdings hängt die mögliche Positionierung in diesem schwierigen Problemfeld ganz entscheidend vom zugrundeliegenden Verständnis der Konstitutionsbedingungen diachroner Identität ab. Wie bereits dargelegt wurde, gehen im philosophischen Diskurs über diese Bedingungen die Meinungen bis heute stark auseinander.[81]

a) Psychologische Ansätze

Betrachten wir zunächst die Auffassung, dass psychologische Verknüpfungen, die vor allem durch retrospektive Erinnerungen und durch die Verwirklichung langfristiger Zielsetzungen zustande kommen, die Grundlage für eine Form der diachronen Identität bilden, die in praktischen Kontexten relevant ist.[82] Vertreterinnen und Vertreter dieses Ansatzes sehen sich mit dem bereits erwähnten Problem konfrontiert, dass diese psychologische Verbindung durch den Verlust des Erinnerungsvermögens sowie der Fähigkeit zur zielge-

---

[78] Vgl. Abschnitt 2.1.3 (»Diachrone Identität der Person«).
[79] Vgl. Dworkin 1986: 6; ders. 1987.
[80] Vgl. Quante 2002: 285 f.; Birnbacher 216: 286.
[81] Vgl. Abschnitt 2.1.3 (»Diachrone Identität der Person«).
[82] Vgl. Glannon 2002: 270.

richteten Lebensplanung zunehmend beeinträchtigt wird.[83] In letzter Konsequenz folgt aus dem erinnerungs- und prospektionsbasierten Identitätsmodell daher, dass ein Mensch im Spätstadium einer demenziellen Erkrankung zwar noch dasselbe organisch-körperliche Individuum, aber dennoch nicht mehr dieselbe Person ist wie noch zu Beginn der Krankheit.[84]

Bis zu einem bestimmten Grad ist von dieser Konsequenz aber auch das alternative – und heute allgemeiner anerkannte – Identitätskonzept betroffen, das sich statt am Kriterium der *psychologischen Verknüpfung* an dem der bloßen *psychologischen Kontinuität* orientiert. Wie ebenfalls dargelegt wurde, verdankt danach eine Person ihren Fortbestand über die Zeit hinweg dem kontinuierlichen Band einander zeitlich überlappender Erinnerungsbezüge und zukunftsgerichteter Intentionen, von denen jede einzelne gegebenenfalls auch nur einen relativ kurzen Zeitraum überspannen kann.[85] Doch auch diese gleichsam elastischere psychologische Textur droht zu zerreißen, wenn im Spätstadium einer demenziellen Erkrankung unter Umständen ein Punkt erreicht wird, an dem das mentale Leben der Patientin oder des Patienten sich fast gänzlich in die synchrone Immanenz der Gegenwart zurückzieht.[86] Erneut ergäbe sich dann die Schlussfolgerung, dass das betroffene Individuum nicht mehr dieselbe Person wäre wie der ehemals gesunde Mensch, zu dessen zeitlich vorangehenden Lebensphasen kein ausreichender mentaler Brückenschlag mehr erfolgt.[87]

Diese Konsequenz tendiert allerdings dazu, unseren allgemeinen Intuitionen und insbesondere dem Empfinden von betroffenen Angehörigen zuwiderzulaufen. Zudem wirft es ernsthafte Probleme für die Anerkennung der langfristigen Gültigkeit von Patientenverfügungen auf.[88] In der demenzethischen Debatte wird ferner darauf hingewiesen, dass sich aus der beschriebenen Sicht der Dinge, denkt man sie systematisch zu Ende, eine Reihe hochproblematischer sozialer und

---

[83] Vgl. Buchanan 1988: 281. Vgl. ferner Abschnitt 2.1.3 (»Diachrone Identität der Person«).

[84] Vgl. hierzu Dworkin 1986: 6; Kuhse 1999: 354; Quante 2002: 284 f.; Nuffield Council on Bioethics 2009: 30; Schmidhuber 2017: 27–29; Fuchs 2018: 51, 54.

[85] Vgl. Abschnitt 2.1.3 (»Diachrone Identität der Person«).

[86] Vgl. Buchanan 1988: 281 f.; McMahan 2002: 493.

[87] Vgl. McMahan: 493.

[88] Vgl. hierzu Buchanan 1988: 281 f.; Nuffield Council on Bioethics 2009: 31, sowie die Ausführungen in Abschnitt 3.1.2 (»Patientenverfügungen und Demenz«).

rechtlicher Konsequenzen ergeben, die weit über den medizinischen Bereich hinausreichen. Hierzu zählt etwa die Folgerung, dass die der gesunden Person nachfolgende demente Person streng genommen weder über das Eigentum der ursprünglichen Person verfügt, noch über eine Krankenversicherung, noch über Angehörige und Freunde, die zu ihr in normativ relevanten Beziehungen stehen.[89] Allein diese praktisch und institutionell kaum zu handhabenden Implikationen geben starke Gründe an die Hand, sich auf der Ebene der philosophisch-ethischen Reflexion um eine alternative Sichtweise zu bemühen.

Insgesamt gibt es mehrere mögliche Wege, die beschriebene identitätstheoretische Konsequenz zu vermeiden. Sie lassen sich danach unterscheiden, ob sie an dem kognitiv-psychologischen Identitätskriterium grundsätzlich weiter festhalten oder aber andere Kriterien an seine Stelle setzen. Eine mögliche Argumentationsstrategie, die sich weiterhin im Rahmen des psychologischen Modells bewegt, besteht in der Überlegung, dass *Fragmente* des Langzeitgedächtnisses oftmals bis in die späteren Phasen einer Demenzerkrankung hinein erhalten bleiben können oder zumindest gelegentlich – und unter geeignete Rahmenbedingungen – noch mobilisierbar sind.[90] Im Prinzip wäre es denkbar, diese fragmentarischen Rückbezüge zur Grundlage einer rudimentären psychologischen Kontinuität mit früheren Lebensstadien zu erklären, die gewährleistet, dass es sich weiterhin um dieselbe Person handelt wie zu Beginn der Krankheit. Denn in der Debatte wird unter anderem hervorgehoben, dass psychologische Kontinuität in unterschiedlichen Dichtegraden vorliegen kann und dass es in gewisser Hinsicht eine arbiträre Entscheidung bleibt, festzulegen, welcher Dichtegrad für die Konstitution der zeitübergreifenden Identität einer Person ausreicht.[91] Ein weiteres Argument gegen die vorschnelle Preisgabe der Annahme, es handele sich bei einer Patientin oder einem Patienten im Endstadium einer Demenzerkrankung weiterhin um dieselbe Person, verweist auf den Umstand, dass die numerische Identität der Person nicht mit dem qualitativen Wandel der Persönlichkeit zu verwechseln ist, bei dem ebenfalls psychologische Diskontinuitäten eine zentrale Rolle spielen.[92]

---

[89] Vgl. Rich 1997: 139; Nuffield Council on Bioethics 2009: 31.
[90] Vgl. Birnbacher 2016.
[91] Vgl. Buchanan 1988: 282 f.
[92] Vgl. Birnbacher 2016: 286.

b) Leibzentrierte Identitätskonzepte

Eine alternative Strategie zur Vermeidung der Schlussfolgerung, dass sich Demenzbetroffene im Spätstadium der Erkrankung in eine andere Person verwandeln, besteht darin, Kriterien diachroner personaler Identität zu formulieren, die der organisch-leiblichen – oder auch der hirnphysiologischen – Kontinuität, die auch in den Spätphasen einer Demenzerkrankung außer Frage steht, eine essenziellere Rolle zuschreiben als dies rein psychologische Identitätskriterien tun.[93] Mit dem Problem der diachronen Identität einer demenziell erkrankten Person haben leibzentrierte Theorien der Identität offenkundig die geringsten Schwierigkeiten.[94]

Im Fall der Demenz von Interesse sind dabei angesichts der neurodegenerativen Natur der Erkrankung vor allem solche Theorieansätze, die das Leibkriterium nicht auf die Persistenz eines funktionsfähigen Gehirns verengen, sondern stattdessen die äußere phänomenale Gestalt des Leibes und insbesondere des Gesichts und seiner mimischen Ausdrucksformen ins Zentrum rücken. Unter diesen Prämissen besteht die Möglichkeit, die zeitübergreifende Identität von gesunder Person und dementer Person auch im Endstadium der Krankheit in der zeitübergreifenden Einheit der phänomenalen Erscheinung ihrer Leiblichkeit zu verankern.[95] Die Kontinuität der Person lässt sich dann an der »ununterbrochenen Zeitlichkeit ihres Leibes« festmachen.[96]

Daneben ist allerdings auch eine Synthese psychologischer und leibzentrierter Identitätsmodelle möglich, die körperbezogene Erscheinungsformen der relevanten psychologischen Relationen spezifiziert, die auch im Falle einer demenziellen Erkrankung längerfristig fortbestehen können. In diese Richtung zielt etwa ein neuerer Ansatz, der von einer Art *Leibgedächtnis* als Alternative zu kognitionszentrierten Konzepten diachroner Identität ausgeht. Der Fokus richtet sich dabei auf leiblich verankerte Erinnerungen an Umgebungen, Stimmen, Gerüche, Melodien sowie auf die Kontinuität einer leiblich verankerten Persönlichkeitsstruktur, die als Äquivalente für

[93] Letzteres gilt beispielsweise für den »Embodied Mind Acoount« von McMahan. Vgl. hierzu ders. 2002: 66 f., 494. Für einen leibbezogenen Ansatz vgl. ferner Matthews 2006: 172–177.
[94] Vgl. Abschnitt 2.1.3 (»Diachrone Identität der Person«).
[95] Vgl. Matthews 2006: 174 f.; Rieger 2015: 144 f.
[96] Fuchs 2018, 59.

Sebastian Knell

klassische Formen der identitätsstiftenden psychologischen Verknüpfung angesehen werden.[97]

c) Narrative Identitätskonzepte

Eine nochmals andere Strategie, die diachrone Identität von Demenzbetroffenen trotz psychologischer Distanz und trotz extremer Brüche in Gedächtnis und Persönlichkeit gewahrt zu sehen, besteht im Rückgriff auf sogenannte *narrative* Identitätskonzepte. Diese Theoriealternative geht von der Annahme aus, dass die Gesamtheit der erzählbaren Lebensgeschichte einer Person eine zentrale Rolle bei der Genese ihrer zeitübergreifenden Identität spielt. Dieser Ansatz tritt innerhalb der demenzethischen Debatte in unterschiedlichen Varianten in Erscheinung, die unter anderem darin differieren, welche Instanz die Erzählperspektive einnimmt.

Einer der Vorschläge lautet etwa, dass man demenziell Erkrankte, auf die die psychologischen Identitätskonzepte nicht länger anwendbar sind, dennoch deshalb nach wie vor als dieselbe Personen betrachten kann, weil die unterschiedlichen Phasen ihres Lebens numerisch gesehen *eine* zeitübergreifende Lebensgeschichte oder Biographie bilden.[98] Hiermit verbinden sich zwei weitere Thesen: Erstens wird bestritten, dass die Einheit einer Biographie durch einen starken Bruch von Persönlichkeit und Lebensstil, wie er in Folge einer Demenz unweigerlich eintritt, untergraben wird. In Wahrheit, so die Überlegung, erfährt die Lebensgeschichte durch einen solchen Bruch und Wandel gerade ihre spezifische individuelle Ausprägung. Zweitens ist es danach auch nicht erforderlich, dass die identitätsstiftende Geschichte von der demenziell erkrankten Person selbst zu Ende erzählt wird. Vielmehr kann die Erzählung auch stellvertretend von Pflegenden oder anderen betreuenden Personen fortgeführt werden, die sich im Rahmen ihrer Fürsorge an den Wunschinhalten und Bedürfnissen der Patientinnen und Patienten orientieren.[99]

Eine alternative Spielart dieses narrativen Identitätskonzepts findet sich in der Debatte unter dem Stichwort der sogenannten *schwachen narrativen Identität*. Diesem Ansatz zufolge ist es nicht das

---

[97] Vgl. Fuchs 2018; Sturma 2011: 95 f. Vgl. dazu auch Summa 2011: 169–173.
[98] Vgl. Schmidhuber 2017: 30.
[99] Vgl. ibid.: 32–34.

118

Umfeld der Betreuenden und Angehörigen, das das Narrativ zu Ende führt, sondern die erkrankte Person selbst, die die Rolle der Erzählerin behält. Der Grundgedanke hierbei lautet, dass die erkrankte Person genau dann in einem schwachen Sinne mit der gesunden Person identisch bleibt, wenn sie in jener Phase der Vergangenheit, als sie kognitiv dazu noch in der Lage war, vorausblickend und in praktisch vorsorgender Einstellung für sich ein Narrativ entworfen hat, das sie selbst im späteren Stadium der Demenz einschließt.[100] Nach diesem Modell wird die identitätsstiftende Einheit des erzählten Lebens also *vorausschauend* entworfen.

Eines sei an dieser Stelle abschließend betont: Angesichts der Vielfalt unterschiedlicher Kriterien, an denen sich die zeitübergreifende Identität einer Person festmachen lässt, sowie angesichts der anhaltenden Uneinigkeit darüber, welche der möglichen Alternativen die größte Überzeugungskraft auf ihrer Seite hat, bleibt am Ende die Antwort auf die Frage, ob eine Patientin oder ein Patient in den späten Phasen einer Demenzerkrankung noch dieselbe Person ist wie in ihrem früheren Leben, nach dem heutigen Stand der Debatte aus Sicht der Philosophie umstritten. Manche Stimmen innerhalb des ethischen Diskurses plädieren daher dafür, die grundlegende Frage nach den tatsächlichen Konstitutionsbedingungen diachroner personaler Identität für Zwecke der praktischen Entscheidungsfindung und der rechtlichen Flankierung des sozialen Umgangs mit Demenzbetroffenen unentschieden zu lassen. Stattdessen machen sie geltend, dass es nicht nur mit Blick auf verbreitete Intuitionen am adäquatesten, sondern auch für praktische Orientierungszwecke am sinnvollsten sei, mit der Unterstellung zu operieren, dass eine Person im Fortgang einer Demenzerkrankung zwar ihre Persönlichkeit mitunter stark verändert, dabei jedoch in einem numerischen Sinne dieselbe Person bleibt.[101]

d) Depersonalisierung statt personaler Identität?

Mit Blick auf die bisher dargestellte Kontroverse gilt es, einen weiteren Aspekt hervorzuheben: Die ebenso drastische wie beunruhigende Schlussfolgerung, dass in der Endphase einer Demenzerkrankung

---

[100] Vgl. DeGrazia 2005: 180.
[101] Vgl. Nuffield Council on Bioethics 2009: 31.

eine numerisch verschiedene Person den kontinuierlich fortbestehenden organischen Leib der bisherigen Person zu bewohnen beginnt, kann ohnehin nur unter einer Voraussetzung gezogen werden. Hierbei handelt es sich um die Annahme, dass diejenigen deskriptiven Merkmale und Kompetenzen, die für den Besitz des Personenstatus notwendig und hinreichend sind, auch weiterhin Bestand haben. Da jedoch die kognitiven Kompetenzverluste, die die psychologischen Verbindungen beeinträchtigen – je nach Wahl der relevanten Kriterien – zugleich auch den Personenstatus im Ganzen in Frage stellen, bleibt im konkreten Fall womöglich gar nicht genug an personalen Merkmalen und Fähigkeiten übrig, um noch das Urteil zu stützen, dass im psychologischen Leben des erkrankten Individuums eine neuartige *Person* in Erscheinung tritt.[102]

Ein Argument desselben Typs wird in der demenzethischen Debatte zudem auch gegen den Vorschlag ins Feld geführt, die zeitübergreifende Identität von Demenzbetroffenen dadurch zu gewährleisten, dass man die Schwelle psychologischer Kontinuität, die dafür ausreicht, bewusst sehr niedrig ansetzt. Nach Auffassung mancher Autorinnen und Autoren birgt eine solche Vorgehensweise letztlich die Gefahr einer Paradoxie. Sie besteht darin, dass bei einer entsprechend starken Verminderung der mentalen Vergangenheits- und Zukunftsbezüge tatsächlich zweifelhaft wird, ob die minimalen Kriterien für das Personsein überhaupt noch erfüllt sind. Sind diese Kriterien jedoch nicht länger erfüllt, gibt es von vornherein keine Person mehr, die mit der früheren Person entweder noch identisch oder aber von ihr verschieden sein könnte.[103]

In diesem Fall lässt sich dann immerhin die problematische Annahme vermeiden, im Spätstadium einer Demenzerkrankung entstehe eine Nachfolgerperson. Das Urteil muss stattdessen lauten, dass mit dem Ende des diachronen Fortbestands der früheren Person zugleich der personale Lebensvollzug insgesamt sein Ende findet. Wie bereits deutlich wurde, ist eine solche Schlussfolgerung allerdings ebenfalls umstritten.[104] Dennoch ist mit ihr nach Meinung einiger Autorinnen und Autoren zumindest die Vorstellung vereinbar, dass das dann fortbestehende Individuum *als Individuum* noch immer

---

[102] Vgl. Kuhse 1991: 356; McMahan 2002: 493 f.
[103] Vgl. Buchanan 1988: 283.
[104] Vgl. Abschnitt 2.2.1 (»Demenz und Personenstatus«).

numerisch identisch bleibt mit der vormaligen Person, auch wenn es selbst keine Person mehr ist.[105] In jedem Fall bleibt am Ende dieses Abschnitts eines festzuhalten: Der Versuch, eine verbindliche ethische Orientierung über normative Fragen zu gewinnen, deren Beantwortung von substanziellen Annahmen abhängt, die die diachrone Identität demenziell erkrankter Personen betreffen, ist mit einer komplizierten Hürde konfrontiert. Sie besteht in dem bis heute fehlenden philosophischen Konsens bezüglich eines angemessenen Verständnisses zeitübergreifender personaler Identität. Vor dem Hintergrund dieser skeptischen Einschätzung sollen im nun folgenden Teilkapitel genuin ethische Fragen besprochen werden, die sich angesichts des Fortschreitens demenzieller Erkrankungen ergeben.

3. Ethische Problemstellungen

Die nachfolgende Darstellung ethischer Probleme, die sich im Umgang mit Demenzbetroffenen stellen, gliedert sich in drei Abschnitte, bei denen jeweils ein anderer ethisch relevanter Gesichtspunkt im Fokus steht. Dabei handelt es sich zum einen um den Gesichtspunkt der *Selbstbestimmung*, um den sich sowohl hierzulande als auch im internationalen Kontext der größte Teil der neueren demenzethischen Debatte dreht. Er wird daher auch in diesem Teil des vorliegenden Sachstandsberichtes den meisten Raum einnehmen (3.1). Anschließend werden dann die beiden zusätzlichen normativen Gesichtspunkte des *Wohlergehens* oder *guten Lebens* (3.2) sowie der *Würde* besprochen (3.3). Diese Dreiteilung betrifft lediglich die thematische Schwerpunktsetzung der jeweiligen Kontroversen und lässt sich nicht in jeder Hinsicht als trennscharfe Gliederung verstehen. Je nachdem, welche Konzeption eines guten Lebens man beispielsweise vertritt, ist die Verwirklichung von Selbstbestimmung kein vom Wohlergehen gänzlich unabhängiger Gesichtspunkt, der mit diesem daher gegebenenfalls konkurriert. Vielmehr kann er stattdessen auch als interner Bestandteil eines umfassenderen Verständnisses huma-

---

[105] Vgl. DeGrazia 2005: 197. Diese numerische Identität, die auf der Ebene des Individuums besteht, ist aus einer logischen Perspektive genau dann weiterhin möglich, wenn menschliche Individuen, die *de facto* Personen sind, nicht zugleich auch *essenziell* als Personen gelten. Vgl. ibid.: 167 ff.

nen Wohlergehens angesehen werden.[106] Ebenso gilt, dass einige
Theorien der Menschenwürde die Fähigkeit zur Selbstbestimmung
als zentrales würdeverleihendes Merkmal einstufen. Daher erblicken
sie den Schutz dieser Würde auch im Falle der Demenz in der effektiven Gewährleistung einer noch möglichst weitreichenden Selbstbestimmung. Unter dieser Prämisse stehen mithin die normativen
Gesichtspunkte der Selbstbestimmung und der Würde in einer engen
systematischen Verbindung.[107]

Die nachfolgenden Darstellungen und Erläuterungen erheben
nicht den Anspruch, mit den drei benannten Themenfeldern sämtliche
ethischen Fragen und Diskussionen abzudecken, die sich im Umgang
mit Menschen stellen, die an einer Demenz leiden. Dies betrifft insbesondere die komplexen sozialen Konstellationen, in die das Leben
von Demenzbetroffenen eingebettet ist und die das ärztliche und
pflegerische Umfeld und dasjenige der Angehörigen einschließen,
sowie auch mögliche ethisch aufzulösende Konflikte zwischen diesen
unterschiedlichen Interessengruppen. Diese Aspekte werden hier teils
nur am Rande gestreift. Stattdessen konzentriert sich das vorliegende
Kapitel auf das Ziel, mit den drei zuvor angesprochenen Themenfeldern die zentralen ethischen Fragen zu erläutern, zu denen es in den
zurückliegenden Jahren und Jahrzehnten besonders intensive und
breite ethische Kontroversen gegeben hat. Die Leserinnen und Leser
sollen dabei einen Überblick über die verschiedenen Standpunkte
gewinnen, die innerhalb dieser Kontroversen vertreten wurden.

3.1. Demenz und Selbstbestimmung

Das Konzept der *Selbstbestimmung* oder *Autonomie* steht in modernen liberalen Gesellschaften für einen zentralen ethischen Wert.
Zum einen bildet ein selbstbestimmt geführtes Leben, das sich an
authentischen Interessen und Werten sowie an frei gewählten Zielsetzungen orientiert, ein Ideal der persönlichen Lebensgestaltung, das
in unserem Denken mittlerweile tief verwurzelt ist. Zum anderen
zählen die Achtung und der unbedingte Respekt vor der Autonomie

[106] Vgl. Krebs 2002: 133; Nussbaum 2008; Nuffield Council on Bioethics 2009: 28.
[107] Auch in einer verfassungsrechtlichen Perspektive lässt sich diese Verbindung
herstellen. Vgl. hierzu Abschnitt 2.2 (»Grundgesetz«) des zweiten Teils (Rechtliche
Aspekte) des vorliegenden Sachstandsberichts.

anderer Menschen zu den Grundprinzipien, die wir gemeinhin als Maximen für den moralisch richtigen Umgang miteinander akzeptieren. Das Praktizieren persönlicher Autonomie und die autonome Gestaltung der eigenen Lebensvollzüge setzten allerdings einen gewissen Bestand an kognitiven Fähigkeiten voraus. Hierzu gehört zum Beispiel das Vermögen, kohärente längerfristige Zielsetzungen auszubilden sowie die hierfür relevanten Informationen aufzunehmen, zu bewerten und aus ihnen Schlüsse für die konkrete Planung und Durchführung von Handlungen zu ziehen. Daher werden durch die Rückbildung dieser kognitiven Fähigkeiten, die im Zuge einer Demenzerkrankung stattfindet, zugleich die üblichen Anwendungsbedingungen des ethisch zentralen Konzepts der Autonomie untergraben. Die ethischen Konsequenzen, die sich hieraus ergeben, sowie die philosophischen Kontroversen, die sich mit Blick auf die Beurteilung dieser Folgen entwickelt haben, sollen in diesem Abschnitt dargestellt werden.

Zunächst wird dabei kurz das in medizinethischen Zusammenhängen zentrale Konzept der informierten Einwilligung vorgestellt, das dazu dienen soll, Selbstbestimmung in medizinischen Behandlungskontexten zu gewährleisten (3.1.1). Es folgt ein ausführlicherer Überblick über die mittlerweile äußerst komplexe und weitverzweigte ethische Debatte zu der Frage, unter welchen Prämissen auch in Fällen einer fortgeschrittenen Demenzerkrankung eine Patientenverfügung legitime Anwendung finden kann. Eine solche Verfügung gilt normalerweise als ein Mittel, um eine *vorausfestlegende* und somit *zeitversetzt wirksame* Form der Selbstbestimmung in Kontexten zu ermöglichen, in denen eine zukünftige Situation der eigenen Entscheidungsunfähigkeit zu erwarten ist. In diesem Zusammenhang werden u. a. auch die im vorigen Abschnitt besprochenen Problemlagen der diachronen Identität virulent (3.1.2). Im nachfolgenden Unterabschnitt richtet sich der Blick sodann auf ethische Gesichtspunkte, die sich nicht auf die *vorausfestlegende* und somit zeitversetzt wirksame, sondern auf die *aktuelle* Selbstbestimmung von Demenzbetroffenen beziehen. Diese Gesichtspunkte werden im Kontext des normativen Anspruchs relevant, betroffenen Personen innerhalb der späten Phasen einer Demenz – wenn bereits ein irreversibler Verlust kognitiver Fähigkeiten eingetreten ist – dennoch eine möglichst weitgehende Form der praktischen Selbstbestimmung zu ermöglichen (3.1.3). Im letzten Unterabschnitt zum Thema Selbstbestimmung kommen daraufhin noch ethische Gesichtspunkte der *informationel-*

len Selbstbestimmung zur Sprache. Hierbei geht es um Fragen, die sich *vor* dem möglichen Auftreten von Symptomen einer klinischen Demenz mit Blick auf neuromedizinische Optionen stellen, die in den Bereich der prädiktiven Diagnostik fallen (3.1.4).

3.1.1 Selbstbestimmung und informierte Einwilligung

Die Selbstbestimmung von Erkrankten wird heute unter dem Stichwort der *Patientenautonomie* von vielen Ethikexpertinnen und -experten als eines der wichtigsten Prinzipien der Medizinethik betrachtet.[108] Die praktische Autonomie der persönlichen Lebensgestaltung muss danach auch im medizinischen Behandlungsverhältnis zum Tragen kommen. Das heißt vor allem, dass Medizinerinnen und Mediziner über Behandlungen oder operative Eingriffe nicht mehr – wie dies zu früheren Zeiten oftmals üblich war – im Alleingang entscheiden sollen, ohne zuvor die ausdrückliche Zustimmung der Patientin oder des Patienten einzuholen. Zentrales Element dieses Prozesses der Einbindung autonomer Patientenentscheidungen ist das Instrument der sogenannten *informierten Einwilligung* (*informed consent*).[109] Die Voraussetzungen für das Zustandekommen einer solchen informierten Einwilligung sind einem etablierten Verständnis zufolge dann erfüllt, wenn die erkrankte Person 1) über die kognitiven Fähigkeiten der Entscheidungsfindung verfügt, 2) im konkreten Fall alle relevanten Informationen erhalten hat und 3) bei der Entscheidungsfindung nicht unter fremden Einflüssen steht.[110]

3.1.2 Patientenverfügungen und Demenz

Bei Erkrankten, die entweder vorübergehend oder aber irreversibel entscheidungsunfähig geworden sind, gibt es verschiedene mögliche Verfahren, die an die Stelle der informierten Einwilligung treten können, um über den weiteren Verlauf einer medizinischen Behandlung zu bestimmen. Zum einen können behandelnde Medizinerinnen und

---

[108] Vgl. Beauchamp / Childress 2019: 13, 99–112; Schöne-Seifert 2007: 39–50; Schmidhuber 2013: 320 f. Für einen Überblick über neuere Debatten zum Konzept der Patientenautonomie vgl. auch Wiesemann / Simon 2013.

[109] Vgl. Beauchamp / Childress 2019: 118–139; Heinrichs 2016.

[110] Vgl. Schmidhuber 2013: 321.

Mediziner, sofern sie unter akutem Handlungs- und Entscheidungs-
druck stehen, stellvertretend für die Patientin oder den Patienten
Entscheidungen treffen, die eine Gefahr für deren Leib und Leben
abwenden. Bei längerfristig zu planenden Eingriffen ist die Einbeziehung von Angehörigen oder anderen nahestehenden Personen
erforderlich, die Evidenzen hinsichtlich des *mutmaßlichen Willens*
der erkrankten Person beisteuern und anderweitig dazu beitragen
können, festzustellen, was in deren bestem Interesse läge.[111] Zweitens
kann von einem Gericht eine Person als *rechtliche Betreuerin* bestimmt
werden, die Entscheidungen, die die medizinische Behandlung oder
Pflege betreffen, im Lichte verfügbarer Evidenzen stellvertretend für
die Patientin oder den Patienten fällt.[112] Eine solche rechtliche Betreuung muss sich dabei ebenfalls am mutmaßlichen Willen der Betroffenen und deren Wohl orientieren. Alternativ hierzu besteht jedoch
auch die Möglichkeit, dass die erkrankte Person selbst, solange sie
noch entscheidungskompetent ist, auf dem Weg einer sogenannten
Vorsorgevollmacht eine solche Betreuungsperson in rechtswirksamer
Form vorab bestimmt. Und drittens gibt es schließlich die Institution
der *Patientenverfügung*, bei der es sich um ein schriftliches Dokument
handelt, in dem die Patientin oder der Patient vorab festlegt, welche
ärztliche Behandlung sie oder er in welcher zukünftigen medizinischen Situation oder Krankheitsphase wünscht oder ablehnt.[113] Diese
schriftliche Verfügung dient den behandelnden Medizinerinnen und
Medizinern, aber auch einer bevollmächtigten Person bzw. der rechtlichen Betreuerin oder Betreuers bei der Entscheidungsfindung als
verbindliche Richtschnur.[114]

Eine solche Patientenverfügung lässt sich als ein Instrument
auffassen, das eine zeitversetzt wirksame Ausübung der Autonomie
des erkrankten Individuums gewährleistet,[115] indem es den Willen

---

[111] Für einen Überblick über diese sowie die anderen in diesem Absatz erwähnten
rechtlichen Bestimmungen vgl. Gertz 2018: 176–181.

[112] Vgl. hierzu auch den Abschnitt 3 (»Rechtliche Betreuung«) des zweiten Teils
(Rechtliche Aspekte) des vorliegenden Sachstandberichts.

[113] Diese unterschiedlichen Varianten sind u. a. auch im US-amerikanische Rechts-
system vorgesehen. Vgl. hierzu etwa Davis 2007: 252 f.

[114] Vgl. Verrel / Simon 2010. Vgl. auch Abschnitt 4 (»Vorsorgevollmacht«) und
Abschnitt 9 (»Vorsorgliche Willensbekundungen«) des zweiten Teils (Rechtliche
Aspekte) des vorliegenden Sachstandsberichts.

[115] Diese zeitversetzte Wirksamkeit betrifft dabei nicht die rechtliche Gültigkeit des
Dokuments, sondern den in ihm zum Ausdruck kommenden autonomen Willen.

der noch entscheidungskompetenten Person zu einem späteren Zeitpunkt, wo diese Entscheidungskompetenz bereits verloren gegangen ist, noch nachträglich verbindlich wirksam werden lässt.[116] Innerhalb des medizinethischen Diskurses findet auch der Begriff der *vorgängigen Autonomie* (*precedent autonomy*) Verwendung, um die so ermöglichte Form der zeitlich ausgeweiteten Selbstbestimmung zu kennzeichnen.[117] Insbesondere im Fall einer (frühzeitig) diagnostizierten Demenzerkrankung erscheint, zumindest auf den ersten Blick, die Abfassung einer solchen Patientenverfügung in hohem Maße sinnvoll und nützlich. Denn zum einen sind Betroffene in der Anfangsphase der Erkrankung noch hinreichend entscheidungskompetent, um den zukünftigen Behandlungsverlauf tatsächlich selbstbestimmt mitgestalten zu können. Und zweitens tritt aufgrund bisher fehlender Heilungsmethoden diejenige Phase, in der diese Entscheidungskompetenz irreversibel verloren geht, im späteren Krankheitsverlauf unabwendbar ein. Die intendierte Wirksamkeit einer Patientenverfügung kann dabei zusätzlich noch dadurch gestärkt werden, dass man sie mittels einer begleitenden Vorsorgevollmacht mit der Bevollmächtigung einer Vertrauensperson kombiniert, die das medizinische Personal dabei unterstützt, allgemein gehaltenen Bestimmungen der Verfügung mit Blick auf die jeweils gegebene Behandlungssituation zu konkretisieren.[118]

Dennoch ist innerhalb der ethischen Debatte die Validität und Anwendbarkeit von Patientenverfügungen bei einer fortgeschrittenen Demenzerkrankung umstritten. Die Kontroverse kreist dabei vor allem um drei Problemstellungen: Erstens herrscht die bereits angesprochene Uneinigkeit darüber, ob bis in die spätere Phase einer Demenzerkrankung hinein die diachrone *Identität* der Person Bestand hat. Sie wird jedoch in der Regel als eine *Voraussetzung* für die Wirksamkeit einer Patientenverfügung angesehen, die der Gewährleistung von *Selbst*bestimmung dienen soll. Zweitens ist umstritten, welches normative Gewicht späteren Situationsbewertungen und Willensäußerungen der Patientin oder des Patienten zukommt, die der Patientenverfügung zu widersprechen scheinen oder die eine

---

[116] Vgl. hierzu u. a. Birnbacher 2016: 284. Eine alternative mögliche Auslegung sieht die Patientenverfügung nicht als Instrument der Willensausübung, sondern lediglich als Informationsgrundlage für eine stellvertretende Entscheidung an. Vgl. hierzu DeGrazia 2005: 162 f.

[117] Dworkin 1994: 226; Davis 2002; ders. 2007.

[118] Vgl. hierzu Birnbacher 2016: 284.

Situationsdeutung zum Ausdruck zu bringen scheinen, die von dem vorausblickenden Urteil abweicht. Drittens wird diskutiert, ob sich diese Problematik im Rahmen von Patientenverfügungen durch zusätzliche, sogenannte »Odysseus«-Bestimmungen lösen lässt.

a) Patientenverfügungen und diachrone Identität

Wird die Patientenverfügung einer Person als zeitversetzt wirksamer Akt der Selbstbestimmung aufgefasst, so beinhaltet dies die Vorstellung, dass die Person zu einem Zeitpunkt t_1, zu dem sie im vollen Besitz der Kompetenzen ist, die zur Ausübung ihrer Autonomie erforderlich sind, festlegen kann, wie mit ihr zu einem späteren Zeitpunkt t_2 medizinisch verfahren werden soll, zu dem sie diese Kompetenzen – entweder vorübergehend oder aber irreversibel – verloren hat. Wird der Festlegung zu t_2 nicht Folge geleistet, obwohl kein Widerruf oder ein Anzeichen einer Willensänderung vorliegt, kann dies dann als Verletzung der Autonomie gewertet werden, auch wenn die betroffene Person zum Zeitpunkt des Verstoßes nicht mehr im eigentlichen Sinne autonom ist.[119] Dabei liegt auf der Hand, dass einer dergestalt zeitversetzt wirksamen Form der Selbstbestimmung nur unter der Prämisse normative Verbindlichkeit zuzuerkennen ist, dass es sich bei der Verfasserin der Patientenverfügung und demjenigen Individuum, für dessen medizinische Behandlung oder Nichtbehandlung diese Vorausfestlegung gelten soll, tatsächlich nach wie vor um *dieselbe* Person handelt. Denn würde es sich bei der späteren demenzbetroffenen Person nicht länger um dieselbe, sondern um eine neue Person handeln, würde die in der Patientenverfügung getroffene Festlegung zu einem Akt der *Fremdbestimmung,* der keinen Anspruch auf moralische Schutzwürdigkeit erheben könnte.

Zu der Annahme, dass die Identität der vorausfestlegenden und der demenziell schwer erkrankten Person tatsächlich erhalten bleibt, bekennt sich u. a. der amerikanische Ethiker und Rechtsphilosoph Ronald Dworkin, der die medizinethische Debatte zum Thema

---

[119] Vgl. hierzu DeGrazia 2005: 178. Von dieser philosophisch-ethischen Beurteilung ist die rein rechtliche Einstufung zu unterscheiden, die z. B. keinen möglichen Verlust der grundsätzlichen rechtlichen Handlungsfähigkeit vorsieht. Vgl. hierzu Abschnitt 5 (»Rechtliche Handlungsfähigkeit«) des zweiten Teils (Rechtliche Aspekte) des vorliegenden Sachstandsberichts.

Demenz maßgeblich geprägt hat.[120] Diese Prämisse wird jedoch nicht von allen Ethikerinnen und Ethikern geteilt. Insgesamt lässt sie sich auf zwei unterschiedliche Weisen in Frage stellen: Entweder man wendet ein, die demenziell schwer erkrankte Person sei tatsächlich eine neue, numerisch verschiedene Person, oder aber man nimmt an, es handele sich bei einem Menschen, der sich im Spätstadium einer Demenzerkrankung befindet, um überhaupt keine Person mehr.[121] Beide möglichen Auffassungen werden in der ethischen Debatte über die normative Wirksamkeit von Patientenverfügungen bis heute diskutiert. Gegenstand unterschiedlicher Erörterungen ist dabei vor allem der erste der beiden Einwände, der von einer numerischen Verschiedenheit von vorausfestlegender und dementer Person ausgeht.[122] Wie bereits dargelegt wurde,[123] ergibt sich diese Sichtweise am ehesten dann, wenn man von einem engen psychologischen Verknüpfungsmodell oder einem dichten psychologischen Kontinuitätsmodell diachroner personaler Identität ausgeht.[124] Daneben findet allerdings auch die Annahme, die personale Identität werde im Fall der Demenz dadurch untergraben, dass ab einem bestimmten Zeitpunkt gar keine Person mehr fortexistiere, Zuspruch[125] oder wird zumindest als möglicher Standpunkt in Erwägung gezogen.[126]

Aus beiden genannten Sichtweisen folgt zunächst, dass eine Patientenverfügung im Falle ihrer Befolgung nicht mehr auf die ursprüngliche Person Anwendung finden würde, die ihre Autorin ist. Die weitergehende Schlussfolgerung, dass eine entsprechende schriftliche Willenserklärung aus diesem Grund gerade keine Form der *Selbst*bestimmung gewährleisten kann und daher ihre legitime Autorität einbüßt, sehen allerdings nicht alle Autorinnen und Autoren als zwingende Konsequenz an. Ein Argument, das hiergegen ins

---

[120] Vgl. Dworkin 1986: 5 f. Für eine entsprechende Position innerhalb der aktuellen deutschsprachigen Debatte vgl. z. B. Birnbacher 2016: 286.

[121] Beide Annahmen lassen sich natürlich auch miteinander kombinieren, indem man annimmt, eine Person mit einer demenziellen Erkrankung verwandele sich im Voranschreiten der kognitiven Funktionseinbußen zunächst vorübergehend in eine numerisch verschiedene Person, um dann im weiteren Fortgang der Krankheit den Personenstatus ganz einzubüßen.

[122] Vgl. Dresser 1995: 35; ders. 1989: 157–159; Dresser / Robertson 1989: 234–235; Buchanan 1988: 281 f.; Kuhse 1999: 354; Blustein 1999: 30.

[123] Vgl. Abschnitt 2.2.2 (»Demenz und diachrone Identität«).

[124] Vgl. hierzu auch Dworkin 1986: 6; Buchanan 1988: 281 f.

[125] Vgl. Kuhse 1999: 356.

[126] Vgl. Buchanan 1988: 283; Blustein 1999: 30.

Feld geführt wird, besteht zum Beispiel in der bereits erwähnten Überlegung, dass der demenziell schwer erkrankte Mensch, selbst wenn er womöglich keine Person mehr ist, nichtsdestotrotz nach wie vor *dasselbe Individuum* ist wie die vormalige Person.[127] Daher sei eine Form der *Selbst*bestimmung, die über die *personale* Autonomie im engeren Sinne hinausreiche, nach wie vor möglich.[128] Eine Ergänzung findet diese Betrachtungsweise in dem Gedanken, dass die autonome Vorausfestlegung einer Person, die im Frühstadium einer Demenzerkrankung erfolgt, dieser Person die Möglichkeit bietet, die eigene *narrative Identität*, die die eigenen Werte und Prioritäten in signifikante Strukturmomente der eigenen Lebensgeschichte transformiert, über den Zeitpunkt des Verlusts der eigenen narrativen Kompetenzen hinaus fortzuschreiben. Gerade damit werde dann ein zusätzliches identitätserhaltendes Element in dem bereits beschriebenen Sinne erzeugt.[129]

b) Konflikte zwischen Patientenverfügungen und aktuellen Patientenäußerungen

Besonders umstritten ist innerhalb der demenzethischen Debatte, wie mit Konfliktsituationen umzugehen ist, bei denen aktuelle Situationsbewertungen und Willensäußerungen seitens der Patientin oder des Patienten vorliegen – oder vorzuliegen scheinen –, die der Patientenverfügung entweder inhaltlich zu widersprechen scheinen oder aber eine Situationsdeutung zum Ausdruck bringen, die sich deutlich von der vorausblickenden Bewertung des Lebens im Stadium schwerer Demenz unterscheidet, die der Patientenverfügung zugrunde lag. In Deutschland hat diesbezüglich unter anderem der Fall des Tübinger Gelehrten und Schriftstellers Walter Jens, der an Demenz erkrankt war, auch in der Öffentlichkeit für Aufsehen gesorgt. Jens hatte in einer Patientenverfügung den klaren Wunsch bekundet, in einem Stadium irreversiblen geistigen Kompetenzverlusts nicht durch medizinische Behandlungen weiter am Leben erhalten zu werden. Im Stadium der schon fortgeschrittenen Erkrankung hat er dann jedoch phasenweise Reaktionen und Verhaltensweisen gezeigt, in denen

---

[127] Vgl. Abschnitt 2.2.2 (»Demenz und diachrone Identität«).
[128] Vgl. DeGrazia 2005: 167 ff.
[129] Vgl. ibid.: 179 f. Vgl. auch Abschnitt 2.2.2 (»Demenz und diachrone Identität«).

eine genuine Freude an alltäglichen Dingen und Erlebnissen zum Ausdruck zu kommen schien.[130] Ebenso hat er in dieser Phase den Satz »Nicht totmachen!« geäußert, der als Revision des ursprünglichen Willens gedeutet werden konnte.[131] Solche spontanen Willensäußerungen werden in der rechtlichen und ethischen Diskussion aufgrund ihrer fehlenden rationalen Einbettung auch als »natürlicher« Wille bezeichnet.[132] Sowohl sie als auch implizite Situationsbewertungen, die in ausgedrückter Zufriedenheit und Freude am Leben bestehen, werfen die Frage auf, inwieweit sie Anlass geben, eine frühere autonome Willensbekundung als nicht länger gültig anzusehen.

Die Kontroverse hierzu kreist primär um das Problem, ob in derartigen Konfliktfällen der Wille der autonom verfassten Vorabfestlegung höher zu gewichten sei als spätere entgegenstehende Situationsbewertungen und Willenssignale, oder ob letztere die maßgebliche Richtschnur der Behandlung bilden sollten. Diese Debatte wird ebenfalls zu einem großen Teil durch die Position des amerikanischen Ethikers und Rechtsphilosophen Ronald Dworkin und eine kritische Auseinandersetzung mit dieser Position bestimmt. Dworkin vertritt die Auffassung, dass in einem Konfliktfall des beschriebenen Typs die frühere autonome Willensäußerung auch dann verbindlich zu befolgen sei, wenn aktuelle Äußerungen die ursprüngliche Haltung nicht mehr klar bestätigen.[133] Eine wichtige Grundlage seiner Argumentation ist dabei seine Unterscheidung zwischen sogenannten *erlebnisbezogenen Interessen* (*experiental interests*) und sogenannten *kritischen Interessen* (*critical interests*).

Erlebnisbezogene Interessen richten sich auf dasjenige subjektive Wohlergehen eines Menschen, das dieser im jeweiligen Augenblick erfährt bzw. erlebt, und sie können auch noch Erkrankten im Stadium fortgeschrittener Demenz zugeschrieben werden, die zu Erlebnissen des Wohlbefindens und der Freude an elementaren Dingen fähig sind. Hingegen bringen *kritische Interessen* eine auf das Ganze des eigenen Lebens bezogene Vorstellung von der eigenen Identität, den eigenen Werten und demjenigen zum Ausdruck, was einem im Leben primär

---

[130] Vgl. Jens 2009: 7 f.; 138 f.

[131] Vgl. Koelbl 2014.

[132] Vgl. hierzu Jox 2006. Vgl. ferner den Abschnitt 9.2 (»Vorsorgliche Willensbekundung und aktuelle Willensäußerung«) des zweiten Teils (Rechtliche Aspekte) des vorliegenden Sachstandsberichts.

[133] Vgl. Dworkin 1986; ders. 1994: 218–241.

am Herzen liegt. Sie können nur einer Person zugeschrieben werden, die zu einer Betrachtung ihres zeitübergreifenden Lebensganzen und zu einem autonomen Urteil fähig ist.[134] Diese kritischen Interessen sind daher, so folgert Dworkin, stets höher zu gewichten als die rein erlebnisbezogenen Interessen, und der Respekt vor der Autonomie einer Person gebietet ihre Beachtung, wenn sie einer Patientenverfügung zugrunde liegen.[135] Andere Autorinnen und Autoren, die sich dieser Sichtweise anschließen, betonen, dass die Ausbildung und Verfolgung kritischer Interessen auch deshalb ein so hohes Gewicht hat, weil beides das Personsein als solches wesentlich prägt und zugleich strukturbildend ist für die biographische Geschichte des Lebens, zu deren Autorinnen und Autoren Menschen im Rahmen ihres personalen Lebensvollzugs werden.[136]

Wie Dworkin ferner hervorhebt, darf die spätere geänderte Haltung im Zustand der Demenz insbesondere nicht als eine Umorientierung angesehen werden, die eine *aktuellere* Form der Ausübung von *Autonomie* beinhaltet, welche die alte Entscheidung *revidiert*. Der entscheidende Grund hierfür ist genau der, dass die veränderte Haltung nicht länger auf einem Sinn für den Charakter und die Integrität des eigenen Lebensganzen beruht.[137] Eine autonome Entscheidung, die unsere moralische Achtung verlangt, kann, so Dworkin, nur die kompetente Person fällen, deren Vorgabe daher zu respektieren ist. Doch nicht nur das ethische Prinzip, die ursprüngliche *Autonomie* der entscheidungskompetenten Person zu achten, sondern auch das zusätzliche ethische Prinzip der *Benefizienz*, das die allgemeine Förderung des Wohlergehens und der *Interessen* einer Person zur moralischen Norm erhebt, spielt in diesem Kontext eine Rolle. Es verpflichtet uns nach Dworkin ebenfalls dazu, in besonders hohem Maße auch den *critical interests* einer Person Rechnung zu tragen.[138]

Eine Positionierung, die der Selbstbestimmung der früheren, noch autonom entscheidungsfähigen Person und ihren kritischen Interessen den höheren Wert gegenüber späteren situativen Wil-

---

[134] Vgl. Dworkin 1994: 201 f. Für eine präzise Erläuterung dieser Unterscheidung vgl. auch Hallich 2017: 213 f.
[135] Ähnlich argumentiert neben Dworkin auch Buller 2015: 702.
[136] Vgl. hierzu Rich 1997: 144 f. Dass das zu schützende Interesse am Ganzen der eigenen Lebensgeschichte den Verlust der Fähigkeit, diese Geschichte selbst zu erzählen, überlebt, betont Blustein 1999: 30.
[137] Vgl. Dworkin 1986; ders. 1994: 224 f.
[138] Vgl. Dworkin 1994: 232.

lensäußerungen beimisst, findet sich auch bei einflussreichen Ethikerinnen und Ethikern im deutschsprachigen Diskurs.[139] Auch dort begegnet man zudem der Auffassung, dass der situative »natürliche« Wille weder auf eine Stufe mit dem reflektierten autonomen Willen gestellt werden darf, noch als Indikator für eine Willensänderung oder einen Widerruf der Patientenverfügung misszuverstehen ist.[140] Der »natürliche Wille sei daher gar kein geeigneter Gegenstand der Anwendung des Prinzips des Respekts vor Patientenautonomie, sondern bestenfalls ein Indikator für den Zustand des aktuellen Patientenwohls, das es ebenfalls zu berücksichtigen und gegen das Recht auf Selbstbestimmung ethisch abzuwägen gelte.«[141]

Auf der anderen Seite sieht sich die Position von Dworkin und seinen Mitstreitern innerhalb der demenzethischen Debatte auch vielfältiger Kritik ausgesetzt. Ein elementarer Einwand, der sich gegen die Vorstellung richtet, der Patientenverfügung sei auch im Falle des Konflikts mit späteren Willensäußerungen auf jeden Fall nachzukommen, besteht in der Überlegung, dass die normative Auszeichnung der Präferenzen autonomer Personen gegenüber nicht-personalen Präferenzen vom Typus der »experiental interests« zwar im Einklang mit einer kulturell etablierten Vorstellung der Höherwertigkeit personalen Lebens stehe, dass ihre Berechtigung aber deshalb keineswegs schon selbstevident sei.[142] Ohne ein zusätzliches systematisches Argument, das diese Höherbewertung einsichtig mache, gebe es keine ausreichende Rechtfertigungsgrundlage dafür, die aktuellen Interessen von Demenzkranken zu übergehen.[143] Es reiche zum Beispiel,

---

[139] Vgl. Quante 2002: 286; Gerhardt 2012: 105 f. Diese Auffassung entspricht im Grundsatz auch dem deutschen Rechtsverständnis. Vgl. hierzu Abschnitt 9.2 (»Vorsorgliche Willensbekundung und aktuelle Willensäußerung«) des zweiten Teils (Rechtliche Aspekte) des vorliegenden Sachstandsberichts.

[140] Vgl. Jox / Ach / Schöne-Seifert 2014.

[141] Ibid. Nicht alle Stimmen, die sich grundsätzlich der Sichtweise anschließen, dass eine wohlüberlegte Patientenverfügung, die lebenserhaltende Behandlungen im Endstadium der Demenz ablehnt, befolgt werden sollte, sind sich allerdings der Rechtfertigungsgrundlage dieser Maxime zweifelsfrei sicher. So verbindet das Nuffield Council on Bioethics seine diesbezügliche Empfehlung zum Beispiel mit dem Ausdruck einer gewissen Skepsis, ob dabei nicht ein individualistisches Autonomieideal eine zu einseitige Auszeichnung erfährt, und plädiert für die zusätzliche Ausarbeitung von Kriterien für den Umgang mit widerstreitenden späteren Willensäußerungen. Vgl. Nuffield Council on Bioethics 2009: 85 f.

[142] Vgl. Hallich 2011: 169 f.; ders. 2017: 233 f.

[143] Vgl. Hallich 2011: 169 f.

so der Einwand weiter, nicht aus, darauf zu verweisen, dass kritische Interessen in besonderer Weise unsere personalen oder andere spezifisch menschliche Fähigkeiten zum Ausdruck bringen. Denn es käme einem *naturalistischen Fehlschluss* – d. h. einer falschen Ableitung einer *normativen* Konsequenz aus einer *deskriptiven* Tatsache – gleich, aus dieser rein *deskriptiven* Feststellung auf die vermeintliche *Höherwertigkeit* zu schließen.[144] In eine analoge Richtung zielt auch die Kritik, dass selbst unter dem Gesichtspunkt der Beförderung des *Wohlergehens* nicht zwingend davon auszugehen sei, dass die Verwirklichung von kritischen Interessen dem Wohl einer Person stets in stärkerem Maße diene als die Erfüllung von erlebnisbezogenen Wünschen oder von augenblicksimmanenten hedonistischen Interessen.[145]

Ein weiteres Argument, das innerhalb der diesbezüglichen Debatte eine wichtige Rolle spielt, besagt, dass es keine *revisionsresistenten* »critical interests« geben kann und dass auch eine Person im Fortgang einer voranschreitenden Demenzerkrankung durchaus zu einer Art *Neubewertung* ihrer Situation und der darin enthaltenen Lebensqualität gelangen kann – wie dies etwa in dem zuvor geschilderten Fall von Walter Jens geschehen sein mag. Autorinnen und Autoren, die dieser Argumentationslinie folgen, verweisen darauf, dass Lernprozesse, Meinungsänderungen sowie auch überraschende Änderungen unserer Einstellungen unsere flexible persönliche Identität geradezu ausmachen.[146] Daher müsse auch Demenzkranken eine eigene Form der Freiheit der Umorientierung zugestanden werden.[147] Die vorausblickende Person könne sich nämlich oftmals nicht gut vorstellen, wie sie sich später tatsächlich fühlen und ihr Leben erfahren wird, und dieses Problem werde von Autorinnen und Autoren wie Dworkin systematisch unterschätzt.[148] Ebenso könne man auch die eigenen Wünsche im späteren Stadium der Demenz nicht gut vorhersehen.[149]

---

[144] Vgl. Hallich 2017: 234.
[145] Vgl. Vogelstein 2016: 516.
[146] Vgl. Dresser 1995: 36; Schmidhuber 2013: 330.
[147] Vgl. Dresser 1995: 35. Vgl. auch den Abschnitt 9.2 (»Vorsorgliche Willensbekundung und aktuelle Willensäußerung«) des zweiten Teils (Rechtliche Aspekte) des vorliegenden Sachstandsberichts.
[148] Vgl. Schmidhuber 2013: 330; Vgl. hierzu auch Maier 2013.
[149] Vgl. Beck / Schicktanz 2016: 180.

Eine hiervon unterschiedene, aber dennoch verwandte Argumentationsstrategie, die sich ebenfalls gegen die strikte Befolgung von Patientenverfügungen richtet, die lebenserhaltende Maßnahmen im Spätstadium einer Demenz untersagen, weist darauf hin, dass die Werte und Interessen der früheren kompetenten Person ihre *Relevanz* für die demenziell erkrankte Person schlicht eingebüßt haben, wenn diese die elaborierten rationalen Strukturen, auf denen diese Werte und Interessen einstmals basiert haben, abgelegt hat.[150] Und auch in einem solchen Relevanzverlust lässt sich gegebenenfalls eine Form der nachträglichen *Umorientierung* erblicken.

Um die normativen Ansprüche der »natürlichen« Willensäußerungen zu verteidigen, wird in der Debatte ferner darauf hingewiesen, dass auch in anderen Fällen als dem der Demenz eine Änderung der eigenen Präferenzen *schleichend* vonstattengehen kann, ohne dass es zu irgendeinem Zeitpunkt zu einer *direkten* und rational *begründeten* Revision oder einer *expliziten* Entscheidung kommt, die bisherige Präferenz zu ändern. Ein solcher Fall ist etwa dann gegeben, wenn ein religiöser Mensch im Lauf der Jahre allmählich zu einem Atheisten wird. Augenscheinlich würden wir aber einer Patientenverfügung, die im Zustand tiefer Religiosität verfasst wurde und die lebenserhaltende Maßnahmen für bestimmte medizinische Situationen ausschließt, nicht länger ihre ursprüngliche Autorität zubilligen wollen, wenn die Person die religiöse Orientierung in der Zwischenzeit schleichend eingebüßt hat. Zumindest dürfte dies im Rahmen einer ethischen Betrachtung zutreffen.[151] Verhält sich dies jedoch so, dann muss, so die Überlegung, Ähnliches im Prinzip auch für den Umgang mit schleichend geänderten Präferenzen in Folge einer Demenz gelten.[152]

Ein wieder anderer Typus von Argument besagt, dass sich eine spätere konträre Willensäußerung in einem bestimmten Sinne sogar doch als eine Form der *autonomen Revision* verstehen lassen könnte. Diese Sichtweise beinhaltet den Rückgriff auf sogenannte »relationale« Vorstellungen von Autonomie, die die assistierende Mitwirkung anderer – etwa von Betreuungspersonen oder Angehörigen –

---

[150] Vgl. Robertson 1991: 7.
[151] Die Frage der *rechtlichen* Verbindlichkeit ist von der der ethischen Verbindlichkeit dabei zu unterscheiden.
[152] Vgl. Hallich 2017: 222–226.

bei der Entscheidung der Patientin oder des Patienten vorsehen.[153] Dass zumindest eine Form der Autonomie, die in der schlichten Fähigkeit besteht, Dinge und Situationen *zu bewerten*, auch in späteren Phasen der Demenz noch vorhanden ist, wird in der Debatte ebenfalls hervorgehoben.[154] Die dabei zugrunde gelegte Konzeption des Bewertens fasst diese noch fortbestehende Fähigkeit dergestalt auf, dass sie nicht das für Dworkin zentrale Vermögen einschließt, eine Vorstellung vom Narrativ des eigenen Lebens als Ganzem aufrechtzuerhalten.[155]

Diskutiert wird überdies ein Einwand, der über die zuletzt genannten Argumente hinausgeht, indem er sogar eine *Umkehrung* der gängigen Betrachtungsweise vornimmt. Er besagt, dass eine Vorausfestlegung, die lebenserhaltende Maßnahmen im Stadium fortgeschrittener Demenz ablehnt, gerade deshalb, weil die gesunde Person ihr späteres Lebensgefühl gar nicht adäquat antizipieren kann, nicht hinreichend informiert sei, um überhaupt als Ausdruck von Autonomie gelten zu können.[156] Allerdings stößt diese Argumentation ihrerseits auf Kritik. Ihr zufolge untergräbt die Schwierigkeit der Antizipation nicht die vorausblickende Autonomie als solche, sondern bietet eher einen besonderen Grund zur Vorsicht bei der Vorausfestlegung.[157]

Neben den bisher beschriebenen Einwänden richtet sich innerhalb der aktuelleren demenzethischen Debatte eine gewisse Skepsis auch gegen eine sehr grundlegende Annahme, auf der die Position von Dworkin basiert und die auch jenseits der ethischen Beurteilung der normativen Verbindlichkeit von Patientenverfügungen verbreitet ist. Hierbei handelt es sich um die Vorstellung, der Respekt vor der Autonomie der Person gebiete auch die Beachtung *vergangener* autonomer Wünsche, selbst wenn diese aktuell nicht mehr fortbestehen. Die Gegenposition, für die in diesem Kontext mitunter plädiert wird, lautet, dass sich der Respekt von Autonomie immer nur auf die *aktuellen* Wünsche oder Präferenzen eines Individuums beziehen kann. Vergangene Wünsche sind danach nur insofern relevant, als zusätzlich ein aktueller Wunsch vorliegt, dass die eigenen vergange-

---

153 Angedeutet wird diese Möglichkeit bei Schmidhuber 2013: 332.
154 Vgl. Jaworska 1999: 109, 128–130.
155 Vgl. ibid.: 116 f.
156 Vgl. hierzu DeGrazia 2005: 186 f.
157 Vgl. DeGrazia 2005: 186 f.

nen Wünsche erfüllt werden sollen.[158] Übertragen auf den Fall der Demenz bedeutet dies, dass ein Individuum im fortgeschrittenen Stadium der Erkrankung, dessen früherer autonomer Wunsch nach Behandlungsverzicht nicht länger fortbesteht und das auch keinen Wunsch zweiter Stufe mehr ausbilden kann, dass die eigenen früheren Wünsche in Erfüllung gehen mögen, keinen passenden Anwendungsfall für das Prinzip des Respekts von Autonomie mehr darstellt. Die Nichtbeachtung des ehemaligen Wunsches nach Behandlungsverzicht ist demnach keine Missachtung seiner Autonomie, so dass sich Entscheidungen über lebenserhaltende Maßnahmen allein an seinem momentanen und zukünftig zu erwartenden Wohlergehen orientieren können und sollten.

Hiervon unterschieden werden muss eine weitere Sorte von Kritik, die allerdings gleichwohl in eine systematisch verwandte Richtung zielt. Auch sie macht die Legitimität der Befolgung einer früheren Patientenverfügung davon abhängig, dass der darin zum Ausdruck kommende autonome Wille nicht allein in der *Vergangenheit* existiert, sondern – zumindest *zukünftig* – weiterhin fortbesteht. Der Einwand lautet, dass eine Vorausfestlegung, die auf einem »kritischen Interesse« basiert, ihre Dominanz über ein aktuelles »erlebnisbezogenes Interesse« nur solange zu Recht behaupten kann, solange gilt, dass die betreffende Person der Maßnahme, die zur Frustration ihres erlebnisbezogenen Interesses führt, *nachträglich zustimmen* könnte – und zwar im Lichte einer später wiedergewonnenen Kompetenz, ihr ursprüngliches kritisches Interesse weiterzuverfolgen.[159] Nach dieser Auffassung behalten vorangehende kritische Interessen ihre normative Autorität über situative Wünsche nur während der Phase eines *vorübergehenden* Kompetenzverlustes. Auf den Fall einer fortschreitenden Demenzerkrankung, bei der der Kompetenzverlust endgültig ist und die Patientin oder der Patient der Höhergewichtung seiner oder ihrer ehemals kritischen Interessen im Nachhinein nicht mehr zustimmen kann, sei genau deshalb das Prinzip der Übertrumpfung nicht anwendbar.[160]

Mit einem Argument, das nochmals einen anderen wichtigen Gesichtspunkt – nämlich den der Möglichkeit des *Irrtums und der Korrektur* – ins Zentrum der Betrachtung rückt, hat sich in dieser

[158] Vgl. Vogelstein 2016: 502, 507–512.
[159] Vgl. Hallich 2017: 219–222.
[160] Vgl. ibid.

Frage der Deutsche Ethikrat positioniert: Seine Vertreterinnen und Vertreter plädieren mehrheitlich dafür, beim Vorliegen lebensbejahender aktueller Willensäußerungen eine frühere entgegengesetzte Patientenverfügung in Frage zu stellen bzw. sogar zu ignorieren. Ein solches Vorgehen sei vor allem dann geboten, wenn die Annahme, die Entscheidungsfähigkeit der betroffenen Person sei nicht mehr gegeben, nicht zweifelsfrei verifizierbar ist. Ein wesentliches Argument hierfür ist die Überlegung, dass lebensbeendende Maßnahmen einen irreversiblen Vorgang bilden und damit – anders als die Entscheidung, das Leben vorerst weiter zu erhalten – nachträglich nicht mehr korrigiert werden können.[161]

Alle bisher beschriebenen Positionen innerhalb der ethischen Kontroverse gehen davon aus, dass der Konflikt zwischen früheren Patientenverfügungen und aktuellen Willensäußerungen im Prinzip entweder in die eine oder in die andere Richtung hin aufzulösen sei. Eine grundsätzliche Alternative hierzu bildet der Vorschlag, mit diesem Konflikt differenzierter umzugehen und sich dabei auf eine graduelle Abstufung zu stützen. Dieser Ansatz basiert auf der Annahme, dass die Identität der Person über die Zeit hinweg letztlich keine Alles-oder-Nichts-Angelegenheit ist, sondern vielmehr gewisse Gradierungen zulässt, auch wenn diese Vorstellung im Widerspruch zum herkömmlichen logischen Verständnis numerischer Identität steht. Dabei ergeben sich die relevanten Abstufungen aus dem Intensitätsgrad der zugrunde liegenden psychologischen Verbindungen zwischen aktuellen und früheren Erlebnissen und Aktivitäten: je dichter diese Verbindungen im Stadium der voranschreitenden Demenzerkrankung noch ausfallen, desto stärker und eindeutiger hat auch noch die diachrone Identität mit der früheren Person Bestand. Der von dieser Grundidee geleitete Vorschlag besagt nun, dass auch die verbindliche Autorität, mit der eine frühere Patientenverfügung aktuelle Willensäußerungen übertrumpft, mit dem Grad der psychologischen Verbindung sukzessive geringer wird. Demnach ist den aktuellen Interessen von Demenzbetroffenen in den Fällen ein entsprechend höheres Gewicht einzuräumen, in denen die psychologischen Verbindungen schon stark geschwächt sind.[162]

Verwandt mit dieser Sichtweise ist die Überlegung, dass man aufgrund der zunehmenden Schwächung, der die psychologischen

---

[161] Vgl. Deutscher Ethikrat 2012: 93.
[162] Vgl. hierzu Buchanan 1988: 298.

Verbindungen unterliegen, von den Angelegenheiten, die das zukünftige demente Selbst und dessen Lebensumstände betreffen, von jenem egoistischen Standpunkt aus betrachtet, den man zum Zeitpunkt der Abfassung der Patientenverfügung einnimmt, auch weniger stark *betroffen* ist. Dementsprechend wäre es dann auch weniger wichtig, ob der eigene autonome Wunsch in Zukunft dann tatsächlich noch befolgt wird oder nicht.[163] Gegen diese Argumentationsfigur wird allerdings innerhalb der demenzethischen Debatte auch Kritik vorgebracht. Ihr zufolge ist eine Diskontierung, die die Relevanz der Angelegenheiten des zukünftigen dementen Selbst herabstuft, nur dann plausibel, wenn die autonome Person, die eine Patientenverfügung erlässt, sich selbst schon *im Vorausblick* weniger stark mit ihrem zukünftigen Selbst identifiziert. Solange diese vorausblickende Identifikation jedoch ohne Einschränkung erfolgt, bleibt man auch von den zukünftigen eigenen Lebensumständen nach egoistischen Maßstäben voll betroffen.[164]

Schließlich sei an dieser Stelle noch eine Kompromissposition erwähnt, die eine Art Mittelweg zwischen den einander widerstreitenden Meinungen hinsichtlich der verbindlichen Geltung einer autonomen Vorabfestlegung wählt. Ihr zufolge sollten auf der einen Seite rechtlich verbindliche Patientenverfügungen tatsächlich Vorrang gegenüber späteren »natürlichen« Willensäußerungen und verhaltensgebundenen Situationsbewertungen genießen. Auf der anderen Seite soll dies jedoch nicht für *andere* Wünsche Demenzbetroffener gelten, die früher geäußert wurden und die sich nicht auf die medizinische Behandlung im engeren Sinne, sondern eher auf den Modus der Unterbringung und Pflege beziehen – einschließlich z. B. auf Maßnahmen einer nicht-künstlichen, aber dennoch zudringlichen Ernährung. Vielmehr sollen solche Wünsche nur dann weiterhin befolgt werden, wenn sie im Einklang mit aktuellen expressiven Äußerungen oder aktuell zuschreibbaren »experiental interests« stehen, und sich nicht über entgegenstehende Äußerungen oder Interessen dieses Typs hinwegsetzen.[165]

Bis hierhin hat sich der Blick im vorliegenden Unterabschnitt durchweg auf solche Positionen und Gegenpositionen gerichtet, die jeweils von der Prämisse ausgehen, dass in bestimmten Fällen ein

---

[163] Vgl. zu dieser Überlegung auch DeGrazia 2005: 195 f.
[164] Vgl. ibid.
[165] Vgl. Birnbacher 2016: 291 f.

tatsächlicher ethischer Konflikt zwischen einer früheren Patientenverfügung und dem aktuell manifestierten Lebenswillen einer demenziell erkrankten Person vorliegen kann. Die besprochenen Argumente beziehen auf je unterschiedliche Weise Stellung zu der Frage, in welche Richtung dieser Konflikt aufzulösen bzw. wie mit ihm ansonsten angemessen umzugehen sei. Eine alternative Gruppe von Argumenten, die in der Debatte ebenfalls eine Rolle spielt, übt hingegen bereits Kritik an der genannten, zugrunde liegenden Prämisse. Auf sie soll hier abschließend ebenfalls noch eingegangen werden.

Ein schon etwas älteres Argument dieser alternativen Kategorie, das im Rahmen der ethischen Beurteilung der Autorität von Vorausfestlegungen diskutiert wurde, besagt, dass der Umgang mit dem Widerstreit zwischen einer früheren Patientenverfügung und der aktuellen Interessenlage des demenzbetroffenen Individuums unter bestimmten Voraussetzungen zum Scheinproblem wird: nämlich dann, wenn die Person, die die Festlegung getroffen hat, bereits aufgehört hat zu existieren und auch keine neue Person an deren Stelle getreten ist. Wie bereits ausgeführt wurde, ergibt sich eine solche Schlussfolgerung mit Blick auf Demenzerkrankte im Spätstadium dann, wenn man von der – philosophisch allerdings strittigen – Annahme ausgeht, dass ein gewisser Grad an diachroner geistiger Orientierung bereits für den Personenstatus als solchen konstitutiv ist.[166] Wenn nun jedoch schwer Demenzbetroffene tatsächlich keine Personen mehr sind, dann unterstehen, so das Argument, ihre rein erfahrungsbezogenen Interessen auch nicht länger einem ethisch verpflichtenden Schutz, der über den Schutz vor unnötigem Leiden hinausgeht.[167] Demnach gäbe es dann auch keine ethische Verpflichtung, ein etwaiges situatives Interesse am Fortleben zu schützen, das einer früheren Patientenverfügung entgegensteht. Ein genuin ethischer Konflikt träte von vornherein gar nicht erst auf.

Eine alternative Begründung für die These, dass im Falle des beschriebenen Szenarios von vornherein kein ethischer Konflikt gegeben sei, argumentiert auf Basis derselben strittigen Annahme auf genau konträre Weise. Ihr zufolge entfällt der Konflikt deshalb, weil die Person, die die Patientenverfügung erlassen hat, nicht länger existiert und ihre frühere Festlegung damit ohnehin ihre Autorität eingebüßt habe. Diese Art der Begründung ist jedoch ebenfalls

---

[166] Vgl. Abschnitt 2.1.3 (»Diachrone Identität der Person«).
[167] Vgl. Buchanan 1988: 286.

Gegenstand von Kritik. So wird zum Beispiel eingewendet, dass es sogenannte *überlebende Interessen* (*surviving interests*) einer Person geben kann, die selbst nicht mehr existiert, und dass diese Interessen ethisch durchaus zu berücksichtigen seien.[168] Auch eine Patientenverfügung, die lebenserhaltende Maßnahmen im Spätstadium einer Demenzerkrankung untersagt, bringt nach dieser Auffassung solche moralisch zu berücksichtigenden »surviving interests« zum Ausdruck und wäre demzufolge dann auch ethisch zu berücksichtigen.[169]

Das Konzept der »surviving interests« stößt in diesem Kontext allerdings seinerseits auf Kritik. Vertreterinnen und Vertreter der Auffassung, dass die frühere kompetente Person nicht bis ins Spätstadium einer Demenzerkrankung hinein fortexistiert, machen geltend, dass in diesem Fall eben auch keine Entität mehr existiert, die Träger solcher überlebender Interessen sein könne.[170] Der Wert der allgemeinen Praxis, Vorausfestlegungen aus Patientenverfügungen zu befolgen, sei eher in dem *aktuellen* Gefühl der *Sicherheit* begründet, das die Autorinnen und Autoren von Patientenverfügungen durch das Wissen gewinnen, dass Ihre Wünsche später tatsächlich befolgt werden.[171]

Ein wieder anderes Argument, das im Kontext dieser ethischen Debatte vorkommt, setzt nochmals eine Ebene grundsätzlicher an: Es stellt nicht nur die Existenz eines echten *ethischen* Konflikts, sondern bereits die die gesamte Kontroverse motivierende Prämisse in Frage, es könne einen *inhaltlichen* Konflikt zwischen einer Patientenverfügung und einem entgegenstehenden Lebenswillen geben, der im Spätstadium der Demenz auftritt. Als Grund hierfür wird die Behauptung angeführt, dass schwer Demenzbetroffene von vornherein keinen Wunsch mehr ausbilden könnten, weiterzuleben, da nur vollentwickelte Personen zu antizipativem Zukunftsbewusstsein fähig seien, während schwer Demenzbetroffene über diese Fähigkeit nicht länger verfügen würden.[172] Nach dieser Auffassung basiert der vermeintliche Konflikt also auf einer Fehldeutung der Äußerungen der Betroffenen, in die entsprechende Wünsche zu Unrecht hineininterpretiert werden: In Wahrheit, so die Überlegung, können hier

---

[168] Vgl. Buchanan 1988: 287.
[169] Vgl. ibid.
[170] Vgl. Kuhse 1999: 358.
[171] Vgl. ibid.: 358; Robertson 1991: 6–9; Die Relevanz dieses Aspekts betont auch Birnbacher 2016: 289.
[172] Vgl. Kuhse 1999: 358–362.

von vornherein nicht zwei Interessen miteinander konfligieren, da die Erkrankten, sobald sie über kein genuines Zukunftsbewusstsein und keine zukunftsgerichteten Wünsche mehr verfügten, auch nicht länger potenzielle Subjekte eines spezifischen Interesses seien, am Leben zu bleiben.[173] Daher sei es letztlich unproblematisch, eine frühere Patientenverfügung zu befolgen.

c) Odysseus-Festlegungen

Im Prinzip gibt es ein mögliches Instrument, um im Rahmen einer Patientenverfügung auf einen möglichen Konflikt der eigenen Vorgaben mit späteren Bekundungen des »natürlichen« Willens bereits im Vorfeld selbstbestimmt zu reagieren. Hierbei handelt es sich um explizite Anweisungen an behandelnde Medizinerinnen und Mediziner, solche widerstreitenden Willensäußerungen gegebenenfalls zu ignorieren. In der ethischen Debatte über den Status und die normative Verbindlichkeit solcher Anweisungen werden diese Festlegungen auch als »Odysseus-Anweisungen« oder »Odysseus-Verträge« (*Ulysses contracts*) bezeichnet. Der Grund für diese Bezeichnung ist die systematische Analogie zur Vorgehensweise des Odysseus. Von ihm berichtet Homer, er habe seine Gefährten angewiesen, ihn während des verlockenden Gesangs der Sirenen auch dann weiterhin an den Mast seines Schiffs gefesselt zu lassen, falls er sie auffordern würde, ihn loszubinden.[174]

Strittig ist im Rahmen der diesbezüglichen Diskussion vor allem abermals die Frage, ob einer dergestalt verfassten Vorausfestlegung die normative Kraft zuzubilligen ist, spätere natürliche Willensäußerungen zu übertrumpfen.[175] Besonders scharf hervor tritt das Problem dann, wenn man, wie dies in der Debatte teils geschieht, annimmt, dass die Befolgung einer Odysseus-Anweisung einen Fall *paternalistischen* Handelns darstellt – einer Handlungsweise also, die sich zum Schutz des Wohlergehens der betroffenen Person über deren Willen hinwegsetzt.[176] Legt man eine solche Beschreibung zugrunde, autorisiert eine Person A mit einer Odysseus-Anweisung eine andere

[173] Ähnlich argumentiert auch Ringkamp 2017: 200.
[174] Vgl. Homer 1955: 12. Gesang, Vers 154–200.
[175] Zu dieser Sichtweise vgl. Hallich 2011.
[176] Zum Begriff und Problem des Paternalismus vgl. Beauchamp / Childresss 2019: 230–243.

Person B zu einem paternalistischen Vorgehen, das auch dann eine substanzielle Freiheitseinschränkung von A darstellt, wenn der dabei durchkreuzte Wille kein vollständig autonomer Wille mehr ist.[177] Diese Art der Problembeschreibung setzt allerdings voraus, dass die Verwirklichung des *subjektiven Interesses* der autonomen Person, das der Odysseus-Anweisung zugrunde liegt, als Teil des *Wohlergehens* dieser Person angesehen wird, das es in der konkreten Anwendungssituation paternalistisch zu schützen bzw. zu fördern gilt.

Gegen die normative Verbindlichkeit der Befolgung einer Odysseus-Festlegung sind weitere grundsätzliche Einwände erhoben worden. Einer von ihnen besagt, dass Personen ihre Präferenzen, Wertvorstellungen und Interessen *revidieren* können, und dass eine solche Revisionsmöglichkeit nicht nur im Falle gewöhnlicher Patientenverfügungen, sondern im Prinzip auch im Falle von Odysseus-Anweisungen gegeben sein muss. Dort könnte die Revision dann nämlich eine Neubewertung antizipierter Präferenzveränderungen beinhalten.[178] Daher, so der Einwand weiter, ist die entscheidende Rechtfertigungsgrundlage für die paternalistische Umsetzung einer Odysseus-Anweisung die antizipierte *nachträgliche Zustimmung* des Betroffenen, aus der dann hervorgehen müsste, dass keine entsprechende Revision stattgefunden hat.[179] Für genau eine solche Antizipation fehlt jedoch im Falle einer irreversibel voranschreitenden Demenzerkrankung die Grundlage.

Unter den zuvor genannten Prämissen stellt die Befolgung von Odysseus-Anweisungen im Falle einer Demenzerkrankung folglich eine ethisch unzulässige Form des Paternalismus dar.[180] Ein entscheidendes Problem ist dabei auch, dass gerade im Falle einer fortgeschrittenen Demenzerkrankung unter Umständen schlicht unentscheidbar bleibt, ob es sich bei demjenigen späteren Wunsch, der der Patientenverfügung entgegensteht, tatsächlich um genau diejenige Präferenz handelt, die die autonome Person vorab vorhergesehen hat und von der sie festgelegt hat, dass sie ignoriert werden soll. Es kann nämlich nicht ausgeschlossen werden, dass es sich in Wahrheit um den Ausdruck einer nachträglichen *Neubewertung* dieser Art von

---

[177] Vgl. Hallich 2011: 154 f.
[178] Vgl. ibid.: 160 f.
[179] Vgl. ibid.: 167.
[180] Vgl. ibid.: 171.

142

Präferenz handelt, die dann als *Revision* der Odysseus-Festlegung zu gelten hätte.[181] Andere Stimmen hingegen sehen das Problem eher darin, dass im Kontext einer sehr weit fortgeschrittenen Demenzerkrankung eine Odysseus-Festlegung eine ethisch unzulässige Selbstversklavung beinhaltet. Denn sie zementiert ein Dominanzverhältnis, bei dem eine Vorgängerpersönlichkeit einer Nachfolgepersönlichkeit ihren Willen aufzwingt, wodurch deren zwar reduziertes, aber noch immer schützenswertes Vermögen der partiellen Selbstbestimmung eine Missachtung erfährt.[182] Ein weiterer, noch grundsätzlicherer Einwand besagt zudem, dass ein Odysseus-Vertrag von vornherein nicht als Ausdruck von Selbstbestimmung gelten kann, da er im Falle einer schweren Erkrankung, die zum Verlust der kognitiven Kompetenzen führt, die Möglichkeit der Revision ausschließt, die jedoch gerade eine notwendige Bedingung genuiner Autonomie darstellt.[183]

3.1.3 Selbstbestimmung im Rahmen fortgeschrittener Demenz

Unter dem normativen Aspekt der Selbstbestimmung thematisiert wird in der ethischen Debatte nicht nur diejenige Form der Selbstbestimmung autonomer Personen, die durch die vorausfestlegende Mitgestaltung der späten Phasen einer Demenzerkrankung erfolgt und die dann mit Willensäußerungen in den späten Krankheitsstadien in Konflikt geraten kann. Der Blick richtet sich auch auf verbleibende Spielräume der Selbstbestimmung, die in den finalen Krankheitsstadien selbst noch möglich sowie ethisch schutzwürdig sind. Dies betrifft auch solche Akte der Selbstbestimmung, die gerade *nicht* in Konflikt mit früheren autonomen Willensäußerungen stehen.

a) Beihilfe zur Selbstbestimmung

Das ethische Gebot zum Schutz derjenigen Form der Selbstbestimmung, die in den mittleren und späten Phasen einer progressiven Demenz noch stattfinden kann, basiert auf einer entscheidenden Annahme. Sie besagt, dass die Selbstbestimmung und Mitwirkung an

---

181 Vgl. hierzu Hallich 2017: 229–233.
182 Vgl. Wunder 2008: 24 f.
183 Vgl. Sturma 2018: 166.

der Gestaltung des eigenen Lebens in unterschiedlichen Graden und mit unterschiedlichen Reichweiten möglich ist, die im Fortgang der Erkrankung sukzessive an Umfang einbüßen. Gemäß der Auffassung des Deutschen Ethikrates reichen diese Gradierungen »von

- einer uneingeschränkten Selbstbestimmungsfähigkeit bei voller Entscheidungs- und Einwilligungsfähigkeit im Frühstadium der Demenz
- über eine eingeschränkte Selbstbestimmungsfähigkeit, bei der die Entscheidungs- und Einwilligungsfähigkeit auf bestimmte erlebnisnahe Handlungsfelder begrenzt ist und bei Entscheidungen außerhalb der Erlebnisnähe noch eine gewisse Mitbestimmungsmöglichkeit besteht
- bis zu einer auf den Erlebnisnahraum eingeschränkten bloßen Mitwirkungsmöglichkeit im Spätstadium der Erkrankung«.[184]

Aus der hohen Schutzwürdigkeit des Selbstbestimmungsrechts leitet der Ethikrat angesichts dieser variablen Spielräume das Gebot ab, die Verwirklichung der individuellen Selbstbestimmung durch geeignete unterstützende Maßnahmen so langfristig wie möglich zu gewährleisten.[185] Hierbei sollen gegebenenfalls auch Formen der sogenannten »assistierten Selbstbestimmung« ins Spiel kommen, bei der Betreuungspersonen Entscheidungshilfe leisten.[186] Auch andere Autorinnen und Autoren betonen, dass für die spezifischen Anwendungskontexte der Demenz ein Konzept »relationaler Autonomie«, das eine solche Unterstützung vorsieht, geeigneter erscheint als herkömmliche Vorstellungen von Autonomie, die allein auf die autarke, rationale Entscheidungshoheit des Einzelnen setzen.[187]

Hervorgehoben wird in diesem Kontext ferner die Unterscheidung zwischen Selbstbestimmung als *empirischer Fähigkeit* und Selbstbestimmung als *normativem Anspruch*.[188] Während die empirische *Fähigkeit* zur selbstbestimmten Lebensführung im Fortgang einer Demenzerkrankung sukzessive abnimmt, kann der erkrankten Person dennoch weiterhin der *Anspruch* zugebilligt werden, mittels unterstützender Maßnahmen wenigstens zu einer *indirekten* Form

---

[184] Deutscher Ethikrat 2012: 56 f.
[185] Vgl. ibid.: 49 f., 53 f.
[186] Vgl. ibid.: 50.
[187] Vgl. Nuffield Council on Bioethics 2009: 27, 80.
[188] Vgl. Werren 2019: 177 f.

der Selbstbestimmung zu gelangen – oder aber durch Hilfestellungen zumindest eine *Teil*selbstbestimmung zu realisieren.[189] Manche Autorinnen und Autoren betonen zudem, dass Demenzbetroffene so lange auch *empirisch* noch über eine reduzierte Form der Autonomie verfügen, solange sie noch imstande sind, ihre aktuelle Lebenssituation zu bewerten und solche Wertungen über einen gewissen Zeitraum hinweg konsistent durchzuhalten.[190] Gemäß einem weit gefassten Autonomieverständnis sind solche emotiven und evaluativen Fähigkeiten, zu denen Patientinnen und Patienten auch in späteren Erkrankungsphasen noch immer fähig sind, durchaus geeignet, an die Stelle rationaler Überlegungen zu treten.[191]

Unterstützende Maßnahmen bei der Ausübung von Selbstbestimmung, die zunächst im Stadium einer leichten Demenz zur Anwendung gelangen, können zum Beispiel darin bestehen, die noch mögliche rationale Willensbildung durch eine wohlwollende Atmosphäre und die interaktive Einräumung eines hinreichend umfangreichen Zeitrahmens für Überlegungen und Entscheidungen zu befördern.[192] Im weiteren Fortgang der Erkrankung kann die Patientin oder der Patient dann noch immer eigene Entscheidungen über Handlungen und Vorgänge fällen, die durch ihren situativen Anschauungsbezug weiterhin verständlich bleiben oder die die unmittelbare Bedürfnisbefriedigung betreffen. Und selbst im Stadium schwerer Demenz besteht für Erkrankte noch die Möglichkeit, »affektgeleitet ja/nein-Entscheidungen im Bereich des unmittelbar Erlebbaren« zu treffen.[193] Der Fokus der möglichen Selbstbestimmung schrumpft hierbei sukzessive entlang der schwindenden Bandbreite der kognitiv erfassbaren Denkinhalte, dem ein kleiner werdendes Spektrum von Entscheidungs- und Einwilligungsgegenständen entspricht, die von der erkrankten Person noch subjektiv nachvollzogen werden.[194]

Es liegt auf der Hand, dass auf allen beschriebenen Stufen die unterstützende Beihilfe zur Selbstbestimmung hohe Ansprüche an die jeweiligen Betreuungspersonen stellt. Erforderlich sind sowohl ein allgemeines Wissen um mögliche Formen der Willensäußerung,

---

189 Zum Begriff der »Teilselbstbestimmung« vgl. u. a. Wunder 2008: 18.
190 Vgl. Ringkamp 2017: 204–208.
191 Vgl. Nuffield Council on Bioethics 2009: 27.
192 Vgl. Wunder 2008: 20.
193 Ibid.: 21.
194 Vgl. Wunder 2008: 20.

zu der Demenzbetroffene fähig sind, als auch vor allem in den späten Phasen der Erkrankung ein hohes Maß an Sensibilität in der konkreten Beobachtung und Wahrnehmung aktueller Willensbekundungen.[195] Insbesondere die schon erwähnte Fertigkeit, in der Kommunikation mit Patientinnen und Patienten auch solche Willensäußerungen wahrzunehmen, die nicht verbal, sondern durch Mimik, Gestik und im Code der Körpersprache ausgedrückt werden, spielt hierbei eine ganz zentrale Rolle.

b) Konflikte mit Fürsorgepflichten

Bei der unterstützenden Verwirklichung der Wünsche von Betroffenen kann es in den Spätphasen der Demenz allerdings auch zunehmend zu Konflikten mit der Pflicht zur Fürsorge und zur Wahrung des Patientenwohls kommen. Diese Pflicht genießt ebenfalls einen hohen ethischen Stellenwert und schließt unter anderem das Gebot ein, Erkrankte nicht nur vor Schäden, sondern auch vor selbstschädigenden Handlungen zu bewahren. Um Selbstschädigungen zu verhindern, können im Extremfall sogar Zwangsmaßnahmen wie Fixierungen, Zwangsernährung oder medikamentöse Sedierungen erforderlich sein, die auf juristischer Ebene der Kontrolle durch ein zuständiges Betreuungsgericht unterliegen.[196] Solche Maßnahmen verzichten nicht nur auf die Unterstützung der Verwirklichung der Wünsche der Betroffenen, sondern stehen ihrem Willen sogar klar entgegen. Sie geraten daher in einen besonders scharfen Konflikt mit dem Prinzip des Respekts vor Autonomie. Wie im Falle einer Demenzerkrankung das Gebot zum Schutz der *Selbstbestimmung* und die Pflicht zur Gewährleistung des *Patientenwohls* im Einzelfall gegeneinander abzuwägen sind, bleibt innerhalb der ethischen Debatte eine schwierige und offene Frage.

Der Deutsche Ethikrat hat sich in dieser Frage klar und zugleich differenziert positioniert. Er empfiehlt, in Konfliktsituationen dem Patientenwohl Vorrang vor einer Verwirklichung selbstschädigender

---

[195] Vgl. Wunder 2008: 20, 25.
[196] Zu den hohen juristischen Hürden für freiheitsentziehende Maßnahmen vgl. Abschnitt 10 (»Zwangsmaßnahmen«) des zweiten Teils (Rechtliche Aspekte) des vorliegenden Sachstandsberichts.

Wünsche zuzubilligen.[197] Auf der anderen Seite soll dabei jedoch die Anwendung der UN-Konvention über die Rechte von Menschen mit Behinderungen dafür sorgen, dass freiheitsbeschränkende Maßnahmen wie Zwangsfixierungen oder medikamentöse Sedierungen, die als ultima ratio zum Einsatz kommen können, so weit wie möglich reduziert werden.[198] In diesem Zusammenhang gilt es hervorzuheben, dass die Frage nach den möglichen Kriterien der Proportionalität und Angemessenheit von Zwangsmaßnahmen ein weiteres, teils ungeklärtes Problemfeld darstellt.[199] Auch wird in der Diskussion betont, dass freiheitseinschränkende Maßnahmen keinesfalls der Maxime folgen sollten, Risiken im größtmöglichen Maße zu minimieren. Denn, so die Begründung, ein gewisser Level vertretbarer Risiken gehöre zum menschlichen Lebensvollzug immer dazu. Ferner seien Risiken stets auch gegen mögliche Vorteile der riskanten Handlungsweise abzuwägen.[200]

Insgesamt basiert das geschilderte Dilemma auf der Annahme, dass es bei der komplexen Abwägung zwischen der Selbstbestimmung von Demenzbetroffenen und dem Schutz ihres Wohlergehens tatsächlich um einen Konflikt geht, der zwischen dem ethischen Prinzip des Schutzes von *Autonomie* und dem alternativen ethischen Prinzip der *Fürsorge* auftritt. Ein in jüngster Zeit vorgetragener Einwand gegen diese Sicht der Dinge vertritt allerdings die Auffassung, dass sie eine normative Fehldeutung der Situation beinhaltet: Würde man nämlich Demenzbetroffenen ein abzuwägendes Recht zubilligen, in ihrer Autonomie respektiert zu werden, dann müsste man ihnen – weil man ihnen dabei die Fähigkeit zur Selbstbestimmung noch zuschreibt – konsequenterweise auch weiterhin die volle Strafmündigkeit oder die normative Autorität zuerkennen, Verträge abzuschließen. Ein solcher normativer Status wird jedoch zumeist negiert.[201] Zudem müssten dann, so der Einwand weiter, im Prinzip auch bei gesunden Menschen entsprechende Abwägungen und pater-

---

[197] Vgl. Deutscher Ethikrat 2012: 60 f. Auch aus juristischer Sicht dienen Zwangsmaßnahmen dem Schutz von Leben und Gesundheit der Patientinnen und Patienten. Vgl. hierzu Abschnitt 10 (»Zwangsmaßnahmen«) des zweiten Teils (Rechtliche Aspekte) des vorliegenden Sachstandsberichts.
[198] Vgl. ibid.: 95.
[199] Vgl. hierzu auch Nuffield Council on Bioethics 2009: xxviii.
[200] Vgl. ibid.: 101 f.
[201] Vgl. Rippe 2018: 76.

nalistischen Eingriffe als legitim erachtet werden, was sich ebenfalls als problematische Konsequenz erweist.[202] Der Einwand mündet in ein Plädoyer für eine alternative Betrachtungsweise. Sie interpretiert den beschriebenen ethischen Konflikt, der bei der Pflege und Betreuung demenziell erkrankter Personen auftreten kann, als einen rein *internen* Konflikt, der sich bei der umfassenden Anwendung der *Fürsorgepflicht* ergibt. Die Gewährleistung der größtmöglichen Freiheit, noch weiterhin den eigenen Wünschen zu folgen, dient danach, recht verstanden, ebenso allein dem *Wohl* einer Patientin oder eines Patienten wie die (ggf. nötige) Einschränkung dieser Freiheit, die zu ihrem Schutz erfolgt.[203] Systematisch kann sich diese alternative Sichtweise auch auf eine Überlegung stützen, die zu Beginn dieses Kapitels schon Erwähnung fand: Dass nämlich die Differenz zwischen den beiden normativen Gesichtspunkten der *Selbstbestimmung* und des *Wohlergehens* keine trennscharfe Unterscheidung bildet. Vielmehr lässt sich Selbstbestimmung – insbesondere in Form residualer Willkürfreiheit, die nicht an anspruchsvolle kognitive Voraussetzungen oder Reflexionsfähigkeit gebunden ist – ihrerseits als mögliche Komponente eines begrifflich inklusiv verstandenen Wohlergehens betrachten. Einen entsprechenden theoretischen Ansatz, der Selbstbestimmung zu den zentralen Bestandteilen des guten Lebens von Personen zählt, findet man u. a. in sogenannten Objektive-Listen-Theorien humanen Wohlergehens.[204] Unter dieser Prämisse verwandelt sich der zuletzt erörterte Konflikt in ein Dilemma, bei dem unterschiedliche Teilaspekte des zu schützenden Wohls von Demenzbetroffenen miteinander in Konflikt geraten. Das zuvor erwähnte Problem der Formulierung von Kriterien für die Angemessenheit und Proportionalität von Zwangsmaßnahmen ist hiermit allerdings noch nicht gelöst.

3.1.4 Demenz und informationelle Selbstbestimmung

Ein weiterer Aspekt von Selbstbestimmung, der im Zusammenhang mit Demenzerkrankungen eine wichtige Rolle spielt, ist die sogenannte *informationelle Selbstbestimmung*. Sie lässt sich, wie auch das

---

[202] Vgl. Rippe 2018: 76 f.
[203] Vgl. Ibid.: 84.
[204] Vgl. Krebs 2002: 130 f.; Nussbaum 2008; Nuffield Council on Bioethics 2009: 28.

Recht auf Selbstbestimmung im Allgemeinen, unmittelbar mit dem in Deutschland auch verfassungsrechtlich verbrieften Schutz der freien Entfaltung der Persönlichkeit in Verbindung bringen.[205] Informationelle Selbstbestimmung schließt nicht nur die Entscheidungshoheit darüber ein, welche medizinischen und anderen privaten Informationen man gegenüber *Dritten* preiszugeben bereit ist. Vielmehr fällt hierunter auch die Freiheit, zu bestimmen, welche Art von medizinischem Wissen über den eigenen Gesundheitszustand man *selbst* besitzen oder gewinnen möchte und auf welches Wissen in diesem Bereich man lieber begründet verzichten will. In diesem Sinne ist nicht zuletzt auch ein *Recht auf Nicht-Wissen* Bestandteil des ethisch zu schützenden individuellen Rechts auf informationelle Selbstbestimmung.[206] Dieses Recht auf Nicht-Wissen kann insbesondere medizinische Diagnosen betreffen, die prädiktiver Natur sind: die also – sei es aufgrund von genetischen Tests oder sei es mittels geeigneter Biomarker – entweder den möglichen oder aber sogar den unausweichlichen Eintritt einer zukünftigen Erkrankung vorhersagen.[207]

Eine solche Möglichkeit der Gewinnung prädiktiven Wissens besteht mittlerweile auch im Bereich von neurodegenerativen Erkrankungen.[208] Neue neurowissenschaftliche Diagnostikverfahren – wie z. B. Positron-Emissions-Tomographie-Untersuchungen von Amyloid-β-Plaques oder cerebrospinale Flüssigkeitsuntersuchungen –, bieten die Möglichkeit der Früherkennung hoher Eintrittswahrscheinlichkeiten von Demenzerkrankungen und anderen neurodegenerativen Prozessen.[209] Durch sie lassen sich somit Informationen über den voraussichtlichen Eintritt klinischer Symptome gezielt erzeugen. Derartige Verfahren, die häufig im Stadium eines bereits

---

[205] Vgl. hierzu Propping et al. 2006: 145 f.; Duttge 2010: 38.
[206] Vgl. hierzu Propping et al. 2006: 145; Chadwick / Levitt / Shickle 1998.
[207] Zu diesem Konzept vgl. Duttge 2010.
[208] Vgl. Abschnitt 2 (»Ursachen der Demenz«) des ersten Teils (Medizinische Aspekte) des vorliegenden Sachstandsberichts.
[209] Vgl. Abschnitt 7 (»Korrelation der neuropathologischen Stadien mit dem Auftreten klinischer Symptome / Identifikation präklinischer (asymptomatischer) Frühstadien der Alzheimer Krankheit«) und 10 (»Klinische Methoden zur Diagnose von Amyloid und τ-Veränderungen bei der Alzheimer Krankheit«) des ersten Teils (Medizinische Aspekte) des vorliegenden Sachstandsberichts. Die pathologische Plaque-Bildung beginnt im Fall einer Alzheimer-Erkrankung beispielsweise schon lange vor Auftreten der ersten klinischen Symptome. Vgl. hierzu Abschnitt 6.2.2 (»Phasen der Ausbreitung seniler Plaques (Aβ-Phasen)«) des ersten Teils (Medizinische Aspekte) des vorliegenden Sachstandsberichts.

diagnostizierten »Mild Cognitive Impairment« zur Anwendung gelangen,[210] können heute z. B. schon Jahre vor Beginn der eigentlichen Symptomatik eine beginnende Alzheimererkrankung identifizieren und den vermutlichen klinischen Ausbruch einer progressiven Demenz vorhersagen.[211] Medizinische Hoffnungen bei der Entwicklung und Anwendung solcher Methoden richten sich heute darauf, in Zukunft bei einer Früherkennung vielleicht auch Techniken der effektiven Verzögerung oder sogar Prävention der Krankheitssymptome zum Einsatz bringen zu können.[212]

Dennoch existieren solche Methoden der Verzögerung bis dato bestenfalls in Ansätzen, die in klinischen Studien erprobt werden.[213] Ebenso wenig gibt es bisher eine wirksame Therapie gegen eine symptomatisch schon stärker fortgeschrittene Demenz.[214] Diese Kombination aus möglichem prädiktivem Wissen und dem Fehlen effektiver Therapiemethoden wirft eine Reihe komplizierter Fragen auf. Innerhalb der ethischen Debatte wird vor allem darauf hingewiesen, dass bei ihrer Beantwortung nicht zuletzt das zuvor erwähnte Recht auf Nicht-Wissen als zentraler Aspekt der informationellen Selbstbestimmung einen wichtigen normativen Gesichtspunkt bildet.[215]

---

[210] Vgl. Abschnitt 3 (»Symptome«) des ersten Teils (Medizinische Aspekte) des vorliegenden Sachstandsberichts.

[211] Die Zuverlässigkeit derartiger Vorhersagen ist bis dato noch Gegenstand genauerer Forschung. Vgl. Abschnitt 7 (»Korrelation der neuropathologischen Stadien mit dem Auftreten klinischer Symptome / Identifikation präklinischer (asymptomatischer) Frühstadien der Alzheimer Krankheit«) des ersten Teils (Medizinische Aspekte) des vorliegenden Sachstandsberichts.

[212] Vgl. Abschnitt 10 (»Klinische Methoden zur Diagnose von Amyloid und τ-Veränderungen bei der Alzheimer Krankheit«) und 11 (»Therapeutische Optionen«) des ersten Teils (Medizinische Aspekte) des vorliegenden Sachstandsberichts.

[213] Vgl. Abschnitt 11 (»Therapeutische Optionen«) des ersten Teils (Medizinische Aspekte) des vorliegenden Sachstandsberichts.

[214] Eine Ausnahme bilden lediglich die in Abschnitt 2 (»Ursachen der Demenz«) des ersten Teils (Medizinische Aspekte) des vorliegenden Sachstandsberichts aufgelisteten »behandelbaren« Formen der Demenz, die keine neurodegenerative Ursache haben.

[215] Vgl. Sturma 2018: 159.

a) Der ambivalente Wert neurowissenschaftlich begründeter Frühdiagnosen

Grundsätzlich gilt, dass verlässliches Wissen über zukünftige Ereignisse und Entwicklungen, die einen selbst oder die eigenen Lebensumstände betreffen, einen integralen Bestandteil des Spektrums von Gründen bildet, in deren Lichte Personen ihren konkreten Lebensvollzug gestalten und mögliche Handlungsoptionen prüfen. Längerfristige Lebensentwürfe, die für eine genuin personale Lebensführung charakteristisch sind,[216] stützen sich zudem auf implizite Annahmen über die Persistenz der eigenen Werthaltungen, Präferenzen und kognitiven Fähigkeiten. Mögliche Informationen über den zukünftigen Wandel dieser Haltungen und Dispositionen haben daher grundsätzlich eine hohe Relevanz für die prospektive Orientierung des eigenen Lebensvollzugs.

Während es in den allermeisten Situationen der praktischen Lebensführung wünschenswert erscheint, vorausblickend Informationen über zukünftige Ereignisse oder auch nur deren Eintrittswahrscheinlichkeiten zu erhalten, verhält sich dies im Falle prädiktiven Wissens über eigene Krankheitsrisiken und über unabwendbare Pathologien nicht zwingend so. Dies hat u. a. die ethische Debatte über prädiktive Gentests gezeigt.[217] Sofern keine Heilungsmöglichkeit besteht, kann ein solches Wissen in erster Linie belastend sein und seine Weitergabe an Dritte (Arbeitgeber oder Versicherungen) sogar diskriminierende Effekte und andere ungerechtfertigte Benachteiligungen nach sich ziehen.[218] Dem entgegen steht die prima facie wünschenswerte Möglichkeit, den eigenen Lebensentwurf rechtzeitig an die voraussichtliche – oder unausweichliche – Phase der Erkrankung anzupassen und auch diese Phase selbst noch im Sinne autonomer Selbstsorge vorausblickend zu planen und zu gestalten.[219]

Einen nochmals signifikanten Sonderfall dieses Spannungsverhältnisses zwischen Pro- und Contra-Gesichtspunkten, der eine eigenständige ethische Reflexion verlangt, bildet die neurowissenschaftliche Vorhersage einer wahrscheinlichen oder sogar unabwendbaren zukünftigen Demenz. Denn hierbei wird der Verlust genau

---

[216] Vgl. hierzu auch Abschnitt 2.1.2 (»Personales Leben und seine Stadien«).
[217] Vgl. hierzu Birnbacher 1997; Propping et al. 2006: Teil III.
[218] Vgl. Proppring et al. 2006: 130 f.; 136–141; Kollek / Lemke 2008.
[219] Vgl. Klöppel et al. 2016: A 1378.

jener kognitiven Fähigkeiten prognostiziert, die gewöhnlich die revisionsoffene Anpassung des eigenen Lebensentwurfs an jeweils neue Informationen leiten. Dies lässt die rechtzeitige Information über den zukünftigen Kompetenzverlust auf der einen Seite in besonders hohem Maße wünschenswert erscheinen. Denn die langfristige Selbstbestimmung kann in diesem Fall nur durch geeignete Vorausfestlegungen (etwa in Form von Patientenverfügungen) gesichert werden, da zum Beispiel die konkrete Art der medizinischen oder pflegerischen Versorgung nicht mehr krankheitsbegleitend geplant werden kann. Auf der anderen Seite erzeugt jedoch die Prognose auch erhebliche Unsicherheit sowie unter Umständen eine starke psychische Belastung, deren Rechtfertigung zweifelhaft bleibt.[220] In diesem Zusammenhang wird nicht nur vor der Herausbildung einer fatalistischen Zukunftsaussicht und dem Risiko depressiver Symptome gewarnt, sondern auch vor möglicher Stigmatisierung.[221] Der bloß probabilistische Zuschnitt der Prognose führt zudem dazu, dass das prädiktive Wissen nicht einfach in praktisches Wissen desjenigen Typs übersetzbar ist, der die Anpassung und Ausformulierung von Lebensplänen üblicherweise leitet.[222] Hinzu kommt das Problem, dass auch die schiere Länge des Zeitraums, der zwischen der probabilistischen Vorhersage und dem möglichen Eintritt der klinischen Symptomatik liegt, den praktischen Umgang mit diesem Wissen erschwert.[223]

Ein weiteres Problem liegt darin, dass der Verlust elementarer kognitiver Fähigkeiten und der damit einhergehende Wandel von Präferenzen, Persönlichkeitsmerkmalen – und womöglich sogar Grundzügen des Personseins selbst – einen extremen Bruch innerhalb des eigenen Lebensvollzugs bedeutet. Daher bleibt fraglich, ob es überhaupt einen sinnvollen übergreifenden Lebensentwurf geben kann, der in eine kognitiv dergestalt reduzierte Spätphase hinüberreicht und der als Rahmen für eine angemessene rechtzeitige Vorausplanung dienen kann. Hinzu kommt das bereits erörterte Problem, dass der sogenannte »natürliche« Wille einer Person, die sich im fortgeschrittenen Stadium der Demenz befindet, früheren Vorausfestlegungen widerstreiten kann und dann womöglich sogar höher zu gewichten

---

[220] Vgl. Beck / Schicktanz 2016: 168, 177.
[221] Vgl. Klöppel et al. 2016: A 1376; Sturma 2018: 162.
[222] Vgl. Sturma 2018: 161 f.
[223] Vgl. Beck / Schicktanz 2016: 168.

ist.[224] Dies würde jedoch den individuellen Wert der Prädiktion als Basis einer möglichen Vorausfestlegung untergraben.

Wie wir im nächsten Abschnitt sehen werden, sind einige Ethikerinnen und Ethiker außerdem der Ansicht, dass selbst beim Fortbestand der personalen Identität die *narrative Kohärenz und Einheit* des Lebens durch eine Demenzerkrankung zerstört wird.[225] Dies wirft die Frage auf, ob im Falle einer Frühdiagnose, die die Betroffenen gleichsam im Schatten einer künftigen Demenz leben lässt und zur vorauseilenden Umorientierung der Lebensvollzüge zwingt, das Ausmaß dieses narrativen Bruchs durch dessen partielle Vorverlegung nicht zusätzlich verschärft wird. Denn es mag für die narrative Bewertung einen Unterschied machen, ob der Bruch mit der bisherigen Biographie nur eine relativ kurze Endphase des Lebens betrifft, oder ob noch eine längere Phase in Erwartung der Demenz hinzukommt, in der dieser Bruch bereits ebenfalls zu Buche schlägt.

Gegen diese drohenden Nachteile abzuwägen ist auf der anderen Seite der eventuelle Gewinn, der im Falle einer Frühdiagnose einer konsequenten Verhaltensanpassung entspringt. So wird zum Beispiel vermutet, dass geeignete Maßnahmen – wie etwa die konsequente Steigerung körperlicher Aktivität oder kognitiver Stimulation – die klinischen Symptome der Demenz zwar nicht abwenden, aber deren Beginn zumindest doch ein Stück weit verzögern oder deren Auswirkungen etwas mildern könnten.[226] Im günstigen Fall könnte dies den Betroffenen zu zusätzlichen Zeitabschnitten eines noch weitgehend selbstbestimmt geführten Lebens verhelfen. Hinzu kommt der individuelle Vorteil, der mit der rechtzeitigen Planung einer Anpassung der sonstigen Lebensumstände einhergeht. Hierzu können häusliche Umbaumaßnahmen zählen oder auch ein Umzug, der die räumliche Nähe von Angehörigen oder deren mögliche Einbeziehung in die zukünftige Pflege gewährleistet.[227]

Wie in der Debatte ferner hervorgehoben wird, sind darüber hinaus auch die Interessen dieser Angehörigen selbst ethisch zu berücksichtigen. Für sie kann es unter Umständen ebenfalls einen

---

[224] Vgl. Abschnitt 3.1.2 (»Patientenverfügungen und Demenz«).

[225] Vgl. Dworkin 1994: 211. Vgl. ferner unten Abschnitt 3.2.2 (»Demenz und biographisches Lebensganzes«).

[226] Vgl. Abschnitt 11 (»Therapeutische Optionen«) des ersten Teils (Medizinische Aspekte) des vorliegenden Sachstandsberichts.

[227] Vgl. Beck / Schicktanz 2016: 178.

Vorteil bedeuten, ihre zukünftige Rolle als Pflegende bzw. Betreuungspersonen vorausplanen zu können.[228] Mit Blick auf eine umfassendere Abwägung, die auch diese Interessen des sozialen Umfelds in die ethische Betrachtung mit einbezieht, herrscht allerdings die Ansicht vor, dass als der gewichtigere normative Faktor stets das eigene Recht auf informationelle Selbstbestimmung anzusehen ist, das sich gegebenenfalls auch in der Wahrnehmung des Rechts auf Nicht-Wissen manifestieren kann.[229]

b) Das Problem der individuellen Abwägung und das Recht auf Nicht-Wissen

Das durch die genannten Gründe und Gegengründe evozierte Problem der Abwägung ist bereits dann nicht leicht zu handhaben, wenn dabei allein die eigenen Interessen der Person im Vordergrund stehen, auf die sich die prädiktive Diagnostik bezieht. Ein Grund hierfür liegt darin, dass in diesem Fall Gesichtspunkte einander gegenüber stehen, die unterschiedlichen Wertdimensionen des guten Lebens zuzuordnen sind – wie etwa der Vorzug zusätzlicher vorausplanender *Selbstbestimmung und Selbstsorge* auf der einen und das mögliche Übel einer gesteigerten *narrativen Inkohärenz* des Lebensvollzugs auf der anderen Seite. Es bleibt daher nach heutigem Diskussionsstand eine wichtige Aufgabe der weiteren ethischen Reflexion, diese unterschiedlichen Wertdimensionen zueinander klar und deutlich ins Verhältnis zu setzen und mögliche rationale Kriterien für den erforderlichen Prozess der Abwägung auszuarbeiten. Nur so lassen sich mit Blick auf neurowissenschaftliche Methoden der Frühdiagnose einer Demenzerkrankung die möglichen Gründe, die für die individuelle Inanspruchnahme des Rechts auf Nicht-Wissen sprechen, systematisch genauer bestimmen.

Würden die spezifischen Nachteile, die das prädiktive Wissen im Falle neurodegenerativer Erkrankungen mit sich bringt, zum Beispiel in bestimmten Situationen eindeutig schwerer wiegen als die Vorteile, würde dies einer Person nicht nur einen *guten*, sondern zugleich auch einen *intersubjektiv nachvollziehbaren* Grund an die Hand geben, von ihrem Recht auf informationelle Selbstbestimmung in Form

---

[228] Vgl. Beck / Schicktanz 2016: 170.
[229] Vgl. Nuffield Council on Bioethics 2009: 45; Beck / Schicktanz 2016: 170.

einer Entscheidung für die Wahrung des Nicht-Wissens Gebrauch zu machen. Denkbar ist allerdings auch die Schlussfolgerung, dass in manchen Situationen keine rational begründete Abwägung stattfinden kann, die zu einem eindeutigen Ergebnis führt, weil sich klare Kriterien hierfür *nicht* formulieren lassen. Ein solches Reflexionsergebnis würde die Ausübung des Rechts auf Nicht-Wissen jedoch auf eine alternative Weise stärken. Denn die Erkenntnis, dass keine verbindliche Abwägung möglich ist, kann nicht zuletzt auch den beratenden Medizinerinnen und Medizinern einen zusätzlichen guten Grund dafür liefern, der jeweiligen Person hinsichtlich des Erwerbs prädiktiven Wissens einen genuinen Spielraum freier Entscheidung – und zwar insbesondere durch die *individuelle* Wahl einer *persönlichen Gewichtung* – zuzugestehen.[230]

In der aktuellen ethischen Diskussion wird dementsprechend dafür plädiert, eine entsprechende Frühdiagnose nur mit begleitender und nicht-direktiver *Beratung* anzubieten, die unter anderem auch explizit auf die Möglichkeit hinweist, von dem informationellen Selbstbestimmungsrecht in der Weise Gebrauch zu machen, dass man das Recht auf Nicht-Wissen in Anspruch nimmt.[231] Des Weiteren wird hervorgehoben, dass es sich bei dem Untersuchungseingriff, der der Prädiktion dient, um eine medizinische Maßnahme handelt, die als solche ihrerseits der informierten Einwilligung bedarf. Betont wird überdies, dass dabei aufgrund der fehlenden effektiven Therapiemöglichkeiten noch eine zusätzliche Besonderheit besteht, die ethische Berücksichtigung verdient. Hierbei handelt es sich um den Sachverhalt, dass die fragliche Untersuchung nicht eindeutig im Eigeninteresse der Betroffenen liegt und deshalb in eine Art begriffliche Grauzone zwischen *Heilversuch* und (im Falle der Einwilligung allerdings zulässigem) *Humanexperiment* fällt.[232]

3.2 Demenz und gutes Leben

Eine weitere wichtige Thematik, auf die sich der Fokus ethischer Betrachtungen richtet, ist die angemessene Bewertung der verbleibenden Qualität des Lebens von Menschen, die bereits die fortge-

---

230 Zur Frage der individuellen Gewichtung vgl. auch Beck / Schicktanz 2016: 175.
231 Vgl. Klöppel et al. 2016: A 1380; Sturma 2018: 162.
232 Vgl. Beck / Schicktanz 2016: 168.

schrittenen Stadien einer Demenzerkrankung durchlaufen. Hierbei geht es vor allem darum, zu beurteilen, wie berechtigt oder aber irrational verbreitete negative Vorstellungen über diese Krankheitsphase und ihre Auswirkungen auf das gute Leben der Betroffenen sind. Denn entsprechende Negativurteile sowie Ängste, die ihnen korrespondieren, können zu weitreichenden individuellen Entscheidungen führen. Hierzu zählt etwa der Entschluss, angesichts der Diagnose einer neurodegenerativen Pathologie in einer Patientenverfügung festzulegen, dass ab einem bestimmten Punkt keine langfristig lebenserhaltenden Maßnahmen mehr erfolgen sollen. Im Extremfall kann es sogar zu suizidalen Handlungen kommen, wie das prominente Beispiel von Gunther Sachs belegt, der im Jahr 2011 aufgrund einer vermuteten Demenzerkrankung Selbstmord beging.[233]

Angesichts solcher Vorkommnisse stellt sich aus ethischer Perspektive die Frage, ob die zugrunde liegenden Einstellungen und Reaktionen nicht zum Teil auf einer fehlgeleiteten und im Ergebnis destruktiven Dämonisierung des Krankheitsbildes beruhen. Natürlich muss sich ein aufgeklärtes Urteil hierüber im Wesentlichen auf medizinische Expertise stützen. Doch es gibt dabei auch Aspekte, zu der eine philosophische Betrachtung einen Beitrag leisten kann. Denn ein überzeugendes und abgewogenes Gesamturteil bedarf nicht zuletzt auch einer systematisch-kritischen Reflexion der allgemeinen Kriterien für humanes Wohlergehen und für ein gutes Lebensganzes.

Diese Reflexion ist ethischer Natur insofern, als es dabei um die *wertende* Beschreibung der Qualität des Lebens der betroffenen Menschen geht. Damit fällt sie per se noch nicht in den Anwendungsbereich *moralischer* Prinzipien im engeren Sinne. Der systematische Fokus ist hierbei zunächst der einer *Ethik des guten Lebens,* die plausible Maßstäbe und Regeln zu formulieren versucht, die die individuelle Sorge um das eigene Wohlergehen betreffen. Eine falsche Dämonisierung von Krankheitsbildern, die Patientinnen und Patienten zu irregeleiteten Entscheidungen veranlasst, kann aufgrund ihrer schädigenden Wirkungen allerdings sehr wohl auch den Bereich moralischer Normen tangieren. Aus den zunächst rein lebensqualitätsbezogenen Überlegungen ergibt sich außerdem noch eine zusätzliche Konsequenz, die ganz direkt die Thematik moralisch begründeter Fürsorgepflichten berührt. Hierbei handelt es sich um die moralische Forderung, demenziell Erkrankten durch eine angemessene Unterstützung

---

233 Vgl. hierzu: Der Stern 2011.

und die Schaffung eines adäquaten medizinischen und pflegerischen Umfeldes dasjenige gute Leben, zu dem sie trotz der Erkrankung im Prinzip noch weiterhin fähig sind, auch effektiv zu ermöglichen. In der ethischen Debatte über die Qualität des Lebens von Demenzbetroffenen werden vor allem zwei Probleme diskutiert, die es voneinander zu unterscheiden gilt: Zum einen ist dies die bereits angesprochene Frage, ob die *finale Phase der Erkrankung* unter Gesichtspunkten des Wohls derart negativ zu bewerten ist, dass Personen, die die Diagnose einer Demenzerkrankung erhalten haben, ein Fortleben in dieser Verfassung zu Recht als nicht länger zumutbar oder intrinsisch lohnend betrachten können.[234] Unterschiedliche Standpunkte mit Blick auf diese Problemlage werden im ersten Abschnitt der nachfolgenden Erörterungen beschrieben (3.2.1). Hiervon zu unterscheiden ist zweitens die Frage, ob das *gute Leben einer Person in seiner diachronen Gesamtheit betrachtet* durch eine länger währende abschließende Phase schwerer Demenz einen Schaden erfährt, der es gerechtfertigt erscheinen lässt, diese Phase durch den Verzicht auf medizinische Behandlungen abzukürzen oder im Extremfall gar durch Suizid abzuwenden. Urteile, die solche nachteiligen Auswirkungen auf die Qualität des Lebensganzen diagnostizieren, nehmen häufig auf *narrative* Gesichtspunkte Bezug.[235] Außerdem verbinden sie diese negative Beurteilung nicht selten mit der Annahme, dass die *intrinsische Lebensqualität* von Patientinnen und Patienten auch in der Spätphase der Erkrankung durchaus noch akzeptabel sein kann. Dennoch argumentieren einige Autorinnen und Autoren, dass der Schaden, der dem *narrativ verfassten Lebensganzen* dabei erwachsen kann, so gravierend ist, dass die Ablehnung medizinischer Behandlungen dennoch gerechtfertigt sein kann. Den kontroversen Standpunkten in dieser Frage ist der zweite Unterabschnitt gewidmet (3.2.2)

3.2.1 Lebensqualität in den späten Stadien einer Demenzerkrankung

Was die erste Thematik betrifft, so spielen in der Debatte hierüber unter anderem Argumente eine Rolle, die betonen, dass die Lebensqualität in späteren Stadien der Demenz individuell stark divergiert.

---

[234] Vgl. hierzu Nuffield Council on Bioethics 2009: 24.
[235] Vgl. Abschnitt 3.1.2 (»Patientenverfügungen und Demenz«).

Hervorgehoben wird dabei insbesondere, dass Betroffene häufig gar nicht jenes subjektive Unglück zum Ausdruck bringen, das gesunde Menschen oft mit diesem Krankheitsstadium assoziieren, so dass die subjektive Erfahrung der Demenz womöglich weniger schlimm ist, als man im Vorausblick annimmt.[236] Diese Problematik wurde bereits im Kontext der Erörterung der Geltungsreichweite von Patientenverfügungen angesprochen, die den Verzicht auf lebenserhaltende medizinische Behandlungen vorsehen und die dann durch spätere Signale der Lebensfreude in Frage gestellt werden.[237]

Manche Überlegungen, die den Grad des Wohlergehens im Verlauf einer Demenz thematisieren, üben auch Kritik an der verbreiteten Auffassung, dass der Besitz sowie die Ausübung kognitiver Fähigkeiten für den intrinsischen Wert einer menschlichen Existenz in besonderer Weise ausschlaggebend seien.[238] Ein zusätzliches Argument, das in eine analoge Richtung zielt, besagt, dass die Fixierung auf das Ideal der Unabhängigkeit, das heutzutage weit verbreitet ist, den Blick auf die mögliche intrinsische Qualität eines Lebens verstellt, das in Abhängigkeit von Betreuungspersonen verbracht wird. Auch seien Demenzbetroffene viel eher in der Lage, die Vorzüge eines Daseinsmodus in der reinen Gegenwart und damit einen Aspekt von Lebensqualität zu erfahren, dessen Verwirklichung gesunden Menschen häufig schwerfällt.[239] Dass die Akzeptanz von Abhängigkeit ganz generell zu den Bestandteilen eines guten Lebens im Alter zählt und daher insbesondere auch den Eigensinn des guten Lebens von Menschen mit Demenz prägt, wird in diesem Kontext ebenfalls betont.[240]

Eine weitere Überlegung, die sich gegen die übertriebene Dämonisierung der subjektiven Erfahrung einer Demenzerkrankung richtet, hebt die Analogien der jeweiligen Krankheitsphasen zu den Lebensabschnitten der frühen Kindheit hervor. Obwohl diese frühen Stadien unseres Daseins in Sachen Selbstständigkeit und kognitiver Kompetenz noch stark reduziert sind, betrachten wir sie gewöhnlich ebenfalls nicht als Lebensphasen, die insgesamt nicht lebenswert

---

[236] Vgl. Dresser 1995: 34.
[237] Vgl. Abschnitt 3.1.2 (»Patientenverfügungen und Demenz«).
[238] Vgl. Nuffield Council on Bioethics 2009: 25.
[239] Vgl. ibid.: 37.
[240] Vgl. Kruse 2012: 40–43.

erscheinen.[241] Im Kontext dieser Erörterungen findet sich auch der Hinweis auf die Möglichkeit, antike Denkfiguren, die sich gegen eine übermäßige Furcht vor dem Tod wenden, auf Ängste vor Demenz zu übertragen.[242]

Diesen Argumenten stehen auf der anderen Seite Erwägungen entgegen, die die Analogisierung von Stadien der Demenz und Stadien der Kindheit kritisieren. Hierzu zählt der Einwand, dass bei der Unterstellung einer solchen Parallele eine Verengung des Blicks auf die *kognitiven* Beeinträchtigungen der Erkrankten erfolgt, während andere Aspekte der Pathologie wie körperliche, emotionale und verhaltensbezogene Funktionsstörungen ausgeblendet bleiben.[243] Ein weiterer Kritikpunkt lautet, dass die konzeptuelle Angleichung der Demenz an eine andere Lebensphase, die zum normalen Entwicklungszyklus unserer Lebensform gehört, den normabweichenden Charakter der Demenz aus dem Blick verliert. Darüber hinaus ignoriere sie auch die unterschiedliche zeitliche Positionierung der jeweiligen Phase innerhalb des temporal geordneten Lebensganzen.[244]

Ein besonders wichtiger Gesichtspunkt bei der Beurteilung der Lebensqualität, die in den diversen Stadien der Demenz noch möglich ist, ist der jeweilige soziale Kontext. So wird in der Debatte immer wieder hervorgehoben, dass die subjektive Qualität des Lebens von Erkrankten ganz wesentlich von der Betreuung und dem pflegerischen Umfeld abhängt sowie auch von interaktiven Reaktionen und Sensibilitäten im persönlichen Umgang mit den Betroffenen.[245] Hierbei spielt oftmals auch die Fähigkeit eine entscheidende Rolle, nonverbale Äußerungen adäquat zu deuten.[246] In jenem Teilbereich des ethischen Diskurses, der das soziale Umfeld der Patientinnen und Patienten in den Blick nimmt, wird ferner darauf hingewiesen, dass Erkrankte in dem Maße, wie sie ihre gedächtnisbezogenen und kognitiven Kompetenzen einbüßen, meist eine gesteigerte Fähigkeit entwickeln, Situationen intuitiv wahrzunehmen. Hinzu kommt ein besonders

---

[241] Vgl. Knell 2013: 69–73.
[242] Vgl. ibid.: 61–65.
[243] Vgl. Schweda / Jongsma 2018: 190–194.
[244] Vgl. ibid.: 191.
[245] Vgl. Dresser 1995: 34, 37; Nuffield Council on Bioethics 2009: 24–26.
[246] Vgl. Deutscher Ethikrat 2012: 24. Zu den interpretativen Schwierigkeiten, die in diesem Zusammenhang gleichwohl auftreten können vgl. Sturma 2018: 160.

feines Gespür für zwischenmenschliche Beziehungen, die Gefühle ihres Gegenübers und subtile Zwischentöne.[247]

Dass die Spätstadien der Erkrankung zuweilen Züge einer menschlichen Tragödie tragen, dürfte daher häufig auch durch Defizite im Betreuungsumfeld mitverursacht sein, in dem diese Sensibilität ignoriert wird. Zu einer klaren Steigerung des Wohlergehens von Demenzbetroffenen kann hingegen neben einer Betreuung, die der spezifischen Empfindlichkeit Beachtung schenkt, auch eine geeignete Unterbringung führen. Dies gilt beispielsweise für Pflegeeinrichtungen, die ihren Bewohnerinnen und Bewohnern die Möglichkeit bieten, Handlungsschemata, die in ihr Leibgedächtnis eingeschrieben sind, in Reaktion auf ihre ganz konkrete Umgebung weiterhin zu aktualisieren. Denn durch ein solches Umfeld gelingt eine systematische Stärkung ihres Selbstvertrauens und ihrer nach wie vor vorhandenen Fähigkeiten.[248]

Die Einsicht, dass durch angemessene Betreuung eine Vielzahl von Effekten vermeidbar ist, die sich nachteilig auf die Lebensqualität von Demenzbetroffenen auswirken, liefert daher eher einen ethischen Grund, sich für eine adäquate Unterbringung und Pflege dieser Patientinnen und Patienten einzusetzen, als zum Beispiel dafür, lebenserhaltende medizinische Maßnahmen vorzeitig einzustellen. Auch wird in der ethischen Debatte dafür plädiert, beim Umgang mit Personen, die an einer Demenzerkrankung leiden – sowie bei der Beurteilung ihrer möglichen Lebensqualität – nach dem Modell des Umgangs mit Personen mit Behinderung zu verfahren.[249] Die Gewährung eines weit verstandenen Behindertenstatus sollte nach Auffassung des Deutschen Ethikrates dabei auch anderen Zielen dienen, wie etwa dem Würdeschutz, dem Schutz von größtmöglicher Autonomie oder dem Schutz vor Diskriminierung.[250]

3.2.2 Demenz und biographisches Lebensganzes

In diesem Abschnitt geht es um die zweite der beiden weiter oben umrissenen Fragen, die das gute Leben von Menschen mit Demenz betreffen. Sie bezieht sich auf die Qualität ihres Lebens, sofern es in

---

[247] Deutscher Ethikrat 2012: 24; Fuchs 2018: 57.
[248] Vgl. Fuchs 2018: 56.
[249] Vgl. Dresser 1995: 37.
[250] Vgl. Deutscher Ethikrat 2012: 94 f.

seiner diachronen biographischen Gesamtheit betrachtet wird. Um diese Thematik kreist eine Debatte, die ihre wesentlichen Impulse abermals durch die Arbeiten des amerikanischen Rechtsphilosophen Ronald Dworkin und dessen bereits erläuterte Unterscheidung zwischen »critical interests« und »experiental interests« erhalten hat.[251] Da kritische Interessen eine auf das Ganze des Lebens bezogene Vorstellung von der eigenen Identität, den eigenen Werten sowie den zentralen Projekten und Angelegenheiten zum Ausdruck bringen, die einer Person im Leben am Herzen liegen, sind sie zugleich konstitutiv für das *Narrativ* des Lebens.[252] Je nachdem, wie die beherrschenden Elemente dieses Narrativs konkreter verfasst sind, kann Dworkins Auffassung zufolge eine Demenzerkrankung die narrative Integrität des Lebens in erheblichem Maße beschädigen. Dies ist beispielsweise dann der Fall, wenn der vorangehende Vollzug der Existenz stark von intellektueller Aktivität geprägt war.[253] Denn wenn die letzte Phase des Lebens aufgrund des Verlusts der intellektuellen Orientierung zum bisherigen Leben nicht mehr in kohärenter Weise passt, verwandelt, so die These, der Bruch, der damit innerhalb der Lebensgeschichte zutage tritt, das Leben in ein »narratives Wrack«.[254]

Nicht nur Dworkin, sondern auch andere Autorinnen und Autoren haben aus dieser Sichtweise den Schluss gezogen, dass der Tod dann, wenn die narrative Einheit des Lebens im Falle des Fortlebens durch eine Demenzerkrankung bedroht ist, unter Umständen kein abzuwendendes Übel mehr darstellt. Dies gelte selbst dann, wenn der Patientin oder dem Patienten noch eine längere Phase behaglicher passiver Freuden bevorstünde, die rein für sich betrachtet in ihrer Glücksbilanz als durchaus lebenswert einzustufen wäre.[255] Welche Bewertung des Todes am Ende gerechtfertigt erscheint, hängt nach dieser Auffassung unter anderem vom vorangehenden Lebensstil ab. Ist die erkrankte Person in ihrem bisherigen Leben vorwiegend ein Freund passiver Genüsse gewesen, so könne eine Phase behaglichen Wohlergehens im Stadium fortgeschrittener Demenz das Gesamtnarrativ ihres Lebens nicht massiv ruinieren. Hingegen sei dies klarerweise dort der Fall, wo jemand vor Beginn der Demenz ein

---

[251] Vgl. Abschnitt 3.1.2 (»Patientenverfügungen und Demenz«).
[252] Vgl. Dworkin 1994: 206 f.
[253] Vgl. hierzu McMahan 2002: 174 f.
[254] Dworkin 1994: 211.
[255] Vgl. McMahan 2002: 175.

Leben geführt hat, das von Aktivität und intellektuellen Interessen geprägt war.[256] Gemäß dieser Argumentationsfigur ist die narrative Kohärenz und Integrität, die das Leben in seiner diachronen Gesamtheit aufweist, gegebenenfalls höher zu gewichten als die zusätzliche intrinsische Lebensqualität, die innerhalb der finalen Phase einer Demenzerkrankung noch möglich wäre. Selbst dann, wenn die Beurteilung dieser letzten Phase von falschen Dämonisierungen freigehalten wird, kann demnach die Entscheidung *gegen* lebenserhaltende Maßnahmen im Rahmen einer *All-things-considered*-Perspektive gerechtfertigt sein. Dies ist genau dann möglich, wenn diese umfassendere Perspektive neben der immanenten Lebensqualität einzelner Zeitpunkte oder Lebensabschnitte auch holistische Qualitätsaspekte des Lebensganzen wie die narrative Integrität in die Betrachtung mit einbezieht. Die narrative Stimmigkeit der Lebensgeschichte wird dabei ihrerseits als eine bedeutsame Dimension menschlichen Wohlergehens aufgefasst.

Aus Sicht dieses holistischen Ansatzes liefert der besondere Stellenwert, der der narrativen Integrität bei der Beurteilung der Qualität des Lebensganzen zukommt, ebenfalls einen möglichen Grund, einer Patientenverfügung Folge zu leisten, die auf die Unterlassung lebenserhaltender Maßnahmen im Stadium fortgeschrittener Demenz abzielt. Hierbei handelt es sich dann um einen Grund, der die Lebensqualität betrifft und der zu den bereits diskutierten Gründen hinzukommen kann, welche sich auf Aspekte der Selbstbestimmung beziehen.[257] Dementsprechend hat dies auch zusätzliche Konsequenzen für den Umgang mit den »critical interests« einer noch entscheidungsfähigen Person, die das Narrativ ihres Lebens im Blick hat und dies zur Grundlage einer Patientenverfügung macht, die lebenserhaltene Maßnahmen im finalen Stadium der Demenz untersagt. Gemäß der hier beschriebenen Sichtweise ist diesen Interessen *auch* unter dem Gesichtspunkt der Förderung des *Wohlergehens* maßgeblich Rechnung zu tragen.[258]

Gegen diese starke Akzentuierung des Gesichtspunkts der narrativen Integrität im Umgang mit Demenzbetroffenen sind in der ethischen Debatte ebenfalls Einwände erhoben worden. Zum einen wird ins Feld geführt, dass die narrative Orientierung für viele Men-

---

256 Vgl. McMahan 2002: 175.
257 Vgl. Abschnitt 3.1.2 (»Patientenverfügungen und Demenz«).
258 Vgl. Dworkin 1994: 229–232.

schen gar keine so zentrale Rolle spielt, wie Dworkins Argumentation dies suggeriert. Vielmehr neigen danach Personen oftmals dazu, ihr Leben eher von Tag zu Tag zu leben, ohne Rücksicht auf die narrative Kohärenz ihrer Lebensgeschichte.[259] Die These, dass der narrative Blick auf das diachrone Lebensganze keine anthropologische Konstante bildet, sondern ebenso gut durch eine nicht-narrative, stark gegenwartsbezogene Lebensform ersetzbar ist, wird zudem in der Philosophie auch unabhängig von der Erörterung des Umgangs mit Demenzerkrankungen vertreten.[260] Darüber hinaus fällt innerhalb der demenzethischen Debatte die Bewertung narrativer Brüche auch durchaus unterschiedlich aus. Manche Autorinnen und Autoren schreiben ihr mit Blick auf die Lebensgeschichte eher eine individualisierende als eine destruktive Kraft zu.[261] Wie bereits dargelegt wurde, besagt ein zusätzlicher Einwand gegen Dworkins Ansatz, dass die »critical interests« ohnehin nicht immer automatisch höher zu bewerten sind als augenblicksbezogene »experiental interests«.[262] Hieraus lässt sich dann jedoch die Konsequenz ziehen, dass die narrative Kohärenz des Lebensganzen bei der Bestimmung des Wohlergehens von Demenzbetroffenen auch nicht automatisch stärker ins Gewicht fallen sollte als deren zukünftig noch zu erwartendes präsentisches Wohlbefinden.

Dennoch kann das *Wohlergehen* der erkrankten Person bei der Frage, ob einer Patientenverfügung nachzukommen ist, natürlich nicht den entscheidenden Ausschlag geben. Vielmehr muss der bereits diskutierte Gesichtspunkt der *Selbstbestimmung* dabei eine maßgebliche Rolle spielen.[263] Wie so unterschiedliche ethische Bezugsgrößen wie Patientenwohl und Patientenautonomie in einer All-things-considered-Bewertung gegeneinander abzuwägen sind, bleibt dabei allerdings, wie bereits deutlich wurde, ein durchaus offenes Problemfeld.[264]

---

[259] Vgl. Dresser 1995: 36.
[260] Vgl. Strawson 2005.
[261] Vgl. Schmidhuber 2017: 32–34.
[262] Vgl. DeGrazia 2005: 197.
[263] Vgl. Abschnitt 3.1 (»Demenz und Selbstbestimmung«).
[264] Vgl. Abschnitt 3.1.3 (»Selbstbestimmung im Rahmen fortgeschrittener Demenz«).

3.3 Demenz und Würde

Die Thematik des Verhältnisses von Demenz und Würde ist komplex und vielschichtig. Denn das Konzept menschlicher Würde ist innerhalb der ethischen Debatte notorisch umstritten und wird auf sehr unterschiedliche Weise ausgelegt. Daher lässt nicht zuletzt die Frage, wie sich die in Artikel 1 des Deutschen Grundgesetzes verbriefte Menschenwürde in die Wahrung der Würde von Demenzbetroffenen übersetzen lässt, keine einfache Antwort zu, sondern sieht sich mit divergierenden Optionen und Problemlagen konfrontiert. Insbesondere gilt, dass jede Würdekonzeption, die den Besitz von Menschenwürde im Anschluss an Kants Würdeverständnis an den Personenstatus geknüpft sieht, tendenziell in die Gefahr gerät, demenziell schwer erkrankten Individuen diese Würde abzusprechen – oder nur noch in vermindertem Maße zuzuerkennen. Diese Konsequenz droht genau dann, wenn man zugleich die bereits diskutierte Auffassung vertritt, dass Menschen, die die Spätphase einer Demenz durchlaufen, aufgrund des irreversiblen Ausfalls grundlegender kognitiver Fähigkeiten nicht länger als Personen im vollen oder uneingeschränkten Sinne anzusehen sind.[265] Es liegt auf der Hand, dass aus ethischer Sicht eine solche Konsequenz nach Möglichkeit vermieden werden sollte. Manche Autorinnen und Autoren sehen daher in der Demenz eine Thematik, die unsere etablierten Konzepte der Menschenwürde grundsätzlich herausfordert.[266]

Die ethische Debatte hierzu ist noch relativ neu. Auch sie soll hier abschließend kurz beleuchtet werden. Zunächst richtet sich der Fokus dabei auf die Folgerungen, die sich hinsichtlich der Würde von Demenzbetroffenen im Kontext von solchen Würdekonzepten ergeben, für die die Kriterien der Selbstachtung und Selbstbestimmung zentral sind (3.3.1). Anschließend werden dann alternative Theorien der Würde in den Blick genommen (3.3.2) sowie auch transzendente und abgeleitete Würdeverständnisse und ihre jeweiligen Implikationen für den Würdeschutz von Menschen mit Demenz angesprochen (3.3.3). Das vorliegende Kapitel schließt mit einigen kurzen Bemerkungen zum Zusammenhang von Würdeschutz und der zeitversetzten Form der Selbstbestimmung, die durch Patientenverfügungen

---

[265] Vgl. Abschnitt 2.2.1 (»Demenz und Personenstatus«).
[266] Vgl. Rieger 2015: 139.

erfolgen kann. Damit wird ein Bogen zurück zu Problemstellungen geschlagen, die in früheren Teilabschnitten diskutiert wurden (3.1.4).

3.3.1 Die Würde von Demenzbetroffenen im Verhältnis zu etablierten Würdekonzepten

In ersten ethischen Beiträgen zum Verhältnis von Demenz und Würde hat sich das Interesse vor allem auf die Frage gerichtet, ob nicht die Würde Demenzbetroffener dann gefährdet ist, wenn diese für andere nur noch eine Last sind, die sie gemäß den Maximen ihres früheren Selbstbildes eigentlich nicht sein wollten. Daran schloss sich dann die Frage an, in welchem Maße man diese Würde auch dann berücksichtigen muss, wenn die Erkrankten selbst gar keinen Sinn mehr für sie besitzen.[267] Ein Argument, das in diesem Zusammenhang vorgebracht wurde, lautet, dass diese aktuelle Würde dann zu schützen sei, wenn die *frühere* Würde, die die kognitiv kompetente Person noch hatte, dabei mittangiert wird.[268]

Die Prämisse, auf der diese Argumentation beruht und wonach im Spätstadium einer neurodegenerativen Erkrankung kein aktuelles Empfinden für die eigene Würde und deren Verletzung mehr vorliegt, basiert auf einer für viele etablierte Würdekonzeptionen zentralen Überlegung. Sie lautet, dass die Würde eines Menschen an dessen Fähigkeit zu Selbstrespekt und Selbstachtung gekoppelt ist. Hierbei handelt es sich jedoch um ein anspruchsvolles psychologisches Selbstverhältnis, das nach Ansicht einiger − wenngleich nicht aller − Autorinnen und Autoren im Fortgang der Demenz nicht länger uneingeschränkt gegeben ist.[269]

Mit einer analogen Konsequenz konfrontiert sehen sich allerdings auch solche traditionellen Würdeverständnisse, die stärker in der Tradition Kants stehen und die die Menschenwürde nicht so sehr an das psychologische Phänomen der *Selbstachtung* geknüpft sehen, sondern eher an die grundsätzliche Fähigkeit zur *Autonomie* und zur *vernünftigen* − bzw. *sittlichen* − *Willensbildung*.[270] Auch sie müssen

---

[267] Vgl. Dworkin 1986: 5; ders. 1994: 234.
[268] Vgl. ibid.: 221 f.
[269] Vgl. ibid.: 221; Werren 2019: 128. Darüber, ob es sich tatsächlich so verhält, gibt es, wie angedeutet, auch alternative Auffassungen. Vgl. hierzu: Deutscher Ethikrat 2012: 23.
[270] Für einen systematischen Überblick über diese Alternativen vgl. Horn 2011.

mit dem Problem umgehen, dass diese würdeverleihende Eigenschaft im Stadium fortgeschrittener Demenz zunehmend verloren geht.

Dieses Problem zu vermeiden sucht ein Ansatz, der die Würde von Menschen an einen alternativen Aspekt von Selbstbestimmung bindet und dabei weniger stark die *intellektuellen* Fähigkeiten einer Person in den Vordergrund rückt. Stattdessen hält er die *normative* Ebene der *Interaktion* mit anderen Personen für den entscheidenden Faktor. Würde entspringt nach dieser Auffassung der *normativen Autorität* des Individuums, anderen Menschen hinsichtlich möglicher Eingriffe in sein Leben Grenzen zu setzen oder aber solche Eingriffe gezielt zu gestatten.[271] Diese normative Autorität wird dem Einzelnen jeweils durch elementare Rechte verliehen.

Ein zentraler Bereich, anhand dessen dieser Sachverhalt exemplarisch deutlich wird, ist die körperliche Integrität des Individuums. Das Recht auf körperliche Unversehrtheit schließt die Möglichkeit zur konkreten Ausgestaltung eines normativen Spielraums ein. Dieser normative Spielraum erlaubt es, bestimmten anderen Personen – etwa im Rahmen von Freundschaften oder Liebesbeziehungen – körperliche Annäherung oder intime Berührungen zu gestatten und zugleich von anderen Personen die Wahrung von Distanz zu verlangen. Dabei ist es die soziale Anerkennung und individuelle Ausgestaltung dieser spezifischen Form der normativen Autorität, die dem Einzelnen eine elementare Form von Würde verleiht. Diese Form der Würde hat ihren Grund in der Regentschaft über basale Aspekte des eigenen Lebens. In der allgemeineren ethischen Debatte zum Thema Menschenwürde firmiert dieser Ansatz auch als Statustheorie der Würde.[272]

Auch innerhalb der demenzethischen Debatte wird auf diesen Ansatz zurückgegriffen, um Würde jenseits des Verlusts von rationaler Autonomie zu konzipieren.[273] Zwar setzt die gezielte Ausübung der beschriebenen normativen Autorität im Normalfall ein kognitives Verständnis sowohl des jeweiligen normativen Spielraums voraus als auch von Situationsmerkmalen, die in die jeweilige normative Entscheidung einfließen. Aber dennoch, so die Überlegung, lässt sich im Rahmen pflegeintensiver Betreuungsverhältnisse zumindest die *allgemeine Grundstruktur* der normativen Autorisierung und

---

[271] Vgl. Knell 2016.
[272] Vgl. Schaber 2017.
[273] Vgl. Knell 2018.

Grenzziehung auch bei stark verminderten kognitiven Fähigkeiten im Prinzip noch weiterhin aufrechterhalten.[274] Würdeschutz verlangt demnach von dem betreuenden Personal, dass es sich bis zum Schluss in größtmöglichem Umfang den expressiven Ja/Nein-Stellungnahmen unterwirft, die demenziell erkrankte Menschen – in Worten, Gesten oder Mimik – bezüglich des konkreten Umgangs mit ihnen selbst und ihren Angelegenheiten äußern. Durch diese spezifische Form der Anerkennung gewinnen diese Äußerungen innerhalb der zweitpersonalen Interaktion des Pflegeverhältnisses eine würdeverleihende normative Autorität. Dies bedeutet zugleich, dass eine erkrankte Person sich innerhalb dieser Interaktion bis zuletzt auch noch als *Quelle* normativer Autorität *erfahren* und *erleben* kann. Dies gilt ungeachtet der Tatsache, dass der Bereich dessen, worauf sich die Ausübung dieser Autorität bezieht, aufgrund des fortschreitenden Verlusts kognitiver Fähigkeiten dem inhaltlichen Umfang nach zusehends schrumpft.[275]

Die konkrete ethische Forderung lautet in diesem Zusammenhang, Demenzbetroffenen einen normativen Spielraum zuzubilligen, in dem sie durch expressive Äußerungen z. B. noch interaktiv Regie führen können über Sitzpositionen, Nahrungsvarianten sowie soziale Kontakte oder physische Ortsveränderungen.[276] Dass ein solcher Spielraum der Mitgestaltung des eigenen Daseins aus Gründen des Würdeschutzes so lange wie möglich durch Maßnahmen zu gewährleisten ist, die die verbleibende Selbstbestimmung unterstützen, hebt auch der Deutsche Ethikrat hervor.[277] Ebenso soll dabei dem Umstand Rechnung getragen werden, dass Erkrankte durchaus noch eine hohe Sensibilität für Verhaltensweisen besitzen, die ihre Selbstachtung infrage stellen.[278] Dass ganz allgemein die subjektive Erfahrung von verbleibender Selbstwirksamkeit zu den Grundbedingungen des guten Lebens von Demenzbetroffenen zählt, wird außerdem auch unabhängig von Fragen des Würdeschutzes hervorgehoben.[279]

Sich über expressive Stellungnahmen des »natürlichen« Willens in paternalistischer Manier hinwegzusetzen – im Extremfall vielleicht

---

[274] Vgl. Knell 2018: 69–73.
[275] Vgl. ibid.: 71.
[276] Vgl. ibid.
[277] Vgl. Deutscher Ethikrat 2012: 53 f.
[278] Vgl. ibid.: 23.
[279] Vgl. Kruse 2012: 40–44.

sogar durch Zwangsfixierungen, Zwangsernährungen, unerwünschtes Eindringen in die Intimsphäre usw. – gerät dem zuvor geschilderten Ansatz zufolge nicht nur in den bereits erörterten Konflikt mit dem ethisch geforderten Schutz der *Selbstbestimmung*, sondern stellt zugleich auch eine Missachtung und Unterminierung der *Patientenwürde* dar. Obgleich es im konkreten Krankenhausalltag sicherlich immer auch Situationen geben wird, in denen die Abwägung zwischen Patientenwohl und Würdeschutz zugunsten paternalistischer Eingriffe auszufallen hat, sieht danach das Gebot des Würdeschutzes dennoch vor, dass solche Eingriffe stets eine *ultima ratio* darstellen müssen und nie leichtfertig vorgenommen werden dürfen.[280] Darüber hinaus wird in der demenzethischen Debatte hervorgehoben, dass die menschenwürdige Behandlung von Demenzbetroffenen es gebietet, auch solche Wünsche, die zur Selbstschädigung führen und denen daher in einer *Gesamtabwägung* letztlich keine Folge zu leisten ist, mindestens als Ausdruck *versuchter* Selbstbestimmung zu respektieren und sie nicht einfach *von vornherein* zu übergehen.[281]

Innerhalb des Diskurses über die Würde von Menschen, die an einer Demenz erkrankt sind, finden sich weitere Überlegungen, die in eine systematisch verwandte Richtung zielen. Sie betonen, dass es bei der Wahrung dieser Würde in Betreuungskontexten vor allem um die möglichst lange Gewährleistung der Fähigkeit zur *Selbstsorge* gehen muss. Hierbei handelt es sich um ein zu stärkendes Selbstverhältnis, das sich systematisch in die Komponenten der *Selbstständigkeit* und der *Selbstverantwortung* ausdifferenzieren lässt.[282]

3.3.2 Erweiterte Verständnisse von Würde

Die zuletzt beschriebenen Konzeptionen eint der Versuch, die Würde von Demenzbetroffenen auf ein weniger stark auf kognitive Kompetenzen fokussierendes Verständnis von Selbstmächtigkeit zu gründen. Noch ein Stück weiter gehen Ansätze, die die Menschenwürde von dem an Aktivität und Selbstbestimmung orientierten Paradigma noch grundsätzlicher lösen, indem sie auch passive Erfahrungen des *Geschehenlassens* sowie die Souveränität des Zulassens *leiblicher*

---

[280] Vgl. Knell 2018: 71 f.
[281] Vgl. Deutscher Ethikrat 2012: 61.
[282] Vgl. Kruse 2012: 42 f.

Abhängigkeit in die allgemeine Idee von Menschenwürde integrieren.[283] Diesem erweiterten Ansatz zufolge lässt sich der moralische Schutzbereich der personalen Würde entsprechend ausdehnen. Der Vorschlag lautet dann, diesen Schutzanspruch jedem menschlichen Wesen zuzuerkennen, das auf *personale Zuwendung* angewiesen ist, selbst wenn es anspruchsvolle Kriterien des Personseins selbst nicht mehr erfüllt.[284] Verbunden damit ist die Vorstellung, dass der *Leib*, in dem sich eine Lebensgeschichte aktiver Selbstbestimmung physisch-phänomenal »sedimentiert« hat, der fortbestehende Träger der Würde bleibt.[285]

Von dieser Herangehensweise wiederum unterschieden werden muss noch eine alternative Strategie zur Ausweitung herkömmlicher Würdeverständnisse. Bei ihr handelt es sich um eine Art Listentheorie der Würde, da sie eine *Liste* von Bedingungen benennt, durch die Demenzbetroffene vor Entwürdigung bewahrt werden. Hierzu zählen etwa die Gewährleistung ausreichender Körperpflege, die Zubilligung einer residualen Form der Privatsphäre sowie die persönliche Aufmerksamkeit für sie und ihre Anliegen.[286] Mit Blick auf körperliche Dinge – wie beispielsweise ausreichende Bekleidung, die vor öffentlicher Entblößung schützt – findet sich in diesem Kontext auch die ausdrückliche Forderung, dass entsprechende Minimalstandards der Würde gerade auch dann zu wahren sind, wenn die Erkrankten das Gefühl für die andernfalls drohende Entwürdigung bereits verloren haben.[287]

Nicht nur in Bezug auf Kriterien für den Zustand der *Entwürdigung*, sondern auch mit Blick auf die grundlegende Konstitution von *Würde* plädieren manche Autorinnen und Autoren überdies für eine komplexe Listentheorie. Ein solcher Ansatz bindet Würde an ein breiteres Spektrum menschlicher Fähigkeiten als lediglich an Vernunft, Reflexionsfähigkeit oder Autonomie. Er ist daher eher in der Lage, auch kognitiv beeinträchtigte Menschen bzw. demenziell Erkrankte als Würdeträger und Subjekte eines »menschenwürdigen« Lebens einzuschließen.[288] In diesem Kontext wird darüber hinaus

---

[283] Vgl. Rieger 2015: 136 f.
[284] Vgl. ibid.: 140.
[285] Vgl. ibid.: 145.
[286] Vgl. Dworkin 1994: 234.
[287] Vgl. Nuffield Council on Bioethics 2009: 32.
[288] Vgl. den Abschnitt »Dignity and its basis« in: Nussbaum 2008, sowie auch Lauter 2010: 29 f.

auch argumentiert, dass die Würde in Fällen stark reduzierter kognitiver Fähigkeiten aus einem *interaktiven* Zusammenspiel von verbleibender *Selbstbestimmung* und unterstützender *Fürsorge* erwächst.[289] Ein weiterer systematischer Gesichtspunkt, der mit den vorangehend aufgeführten Überlegungen zusammenhängt, ist die Frage, inwieweit die Zuschreibung von Würde *in graduellen Abstufungen* erfolgen kann, wenn die zugrundeliegenden würdeverleihenden Eigenschaften – wie etwa Reflexionsfähigkeit oder Selbstachtung – im Fortgang einer Demenzerkrankung ihrerseits graduell zurückgehen.[290] Eine der möglichen Antworten hierauf lautet, dass schwer Demenzbetroffene, die nur noch über einen Teil der – von Autorinnen und Autoren wie Martha Nussbaum benannten – erweiterten Liste würdeverleihender Fähigkeiten verfügen, tatsächlich nur noch als Träger einer abgeschwächten Form der Würde anzusehen sind.[291] Allerdings scheint eine solche Abstufung kaum mit dem unbedingten Menschenwürdegrundsatz der deutschen Verfassung vereinbar, der ausnahmslos alle Menschen, ungeachtet des konkreten Grades ihrer aktuellen Fähigkeiten, als Würdeträger definiert.

3.3.3 Transzendente und abgeleitete Würde

Die zuletzt erwähnte Unbedingtheit im Würdeverständnis, die auch Personen mit Demenz in allen Stadien der Pathologie einschließt, ist vor allem im Rahmen von Menschenwürdekonzeptionen gewährleistet, die einen transzendenten Grund der Würde postulieren, der jenseits empirisch erfahrbarer und verlierbarer Fähigkeiten angesiedelt ist.[292] Ein Beispiel hierfür ist die Vorstellung, die Würde sämtlicher Menschen gründe in ihrem Status als Geschöpfe oder Ebenbilder Gottes. Abgesehen von dem Problem, dass eine solche Auffassung nicht weltanschaulich neutral ist, verbinden sich mit ihr jedoch auch andere Schwierigkeiten. Ein Problem, auf das in der ethischen Debatte hingewiesen wird, besteht zum Beispiel darin, dass eine unverlierbare Würde transzendenten Ursprungs per se noch keine eindeutigen Vor-

---

289 Vgl. Lauter 2010: 39 f.
290 Vgl. Werren 2019: 128 f.
291 Für eine kritische Diskussion dieser Variante vgl. Werren 2019: 136.
292 Vgl. Werren 2019: 94 ff.

schriften begründet, wie *im Umgang* mit Demenzbetroffenen deren Würde *konkret* zu achten oder zu garantieren ist.[293]

Allerdings benennen manche Befürworter eines transzendenten Grundes der Würde dennoch normative Gesichtspunkte für die Betreuung und Pflege demenziell erkrankter Menschen. Hierzu zählen etwa:

- die Anerkennung der Verletzlichkeit und Endlichkeit menschlichen Lebens, die sich in der Demenz als Grenzerfahrung auf besonders radikale Weise ausdrückt,
- die Anerkennung der Erkrankten als »Zweck an sich selbst«, der die Instrumentalisierung bzw. Vergegenständlichung der Betroffenen verbietet, sowie
- die Anerkennung von Menschen mit Demenz als Inhaberinnen und Inhaber eines mindestens *normativ* zu verstehenden Personenstatus.[294]

Dieser normative Personenstatus lässt sich ferner dergestalt präzisieren, dass ihm die Forderung entspringt, Demenzbetroffenen Wertschätzung entgegenzubringen, sie als Individuen zu behandeln, die Welt aus ihrer Perspektive zu betrachten und ihren psychischen Bedürfnissen durch ein geeignetes soziales Umfeld Rechnung zu tragen.[295]

Eine weitere Argumentationsstrategie, die hier abschließend erwähnt sei, liefert für die Forderung, die Würde demenziell Erkrankter zu achten, eine völlig andere – nämlich *indirekt* ansetzende – Begründung. Sie beruft sich weder auf ein transzendentes Prinzip des zuvor beschriebenen Typs, noch betrachtet sie den Achtungsanspruch als eine eigenständige ethische Grundnorm. Stattdessen leitet sie die Notwendigkeit des Würdeschutzes aus der Überlegung ab, dass durch die drohende Entwürdigung *andere* ethisch hochrangige Prinzipien verletzt werden. So können durch die Erfahrung von Missachtung beispielsweise negative Gefühle ausgelöst werden oder Wünsche nicht zur Geltung kommen, was dann sowohl gegen Fürsorgeprinzipien als auch gegen den Schutz von Autonomie verstieße.[296] Die autonomen Interessen Demenzbetroffener sind nach dieser Auffassung

---

[293] Vgl. Werren 2019: 151.
[294] Vgl. ibid.: 155 ff.
[295] Vgl. ibid.: 164; Brooker 2008: 33–38, 49 ff., 67–83, 85–87, 94–106.
[296] Vgl. Nuffield Council on Bioethics 2009: 33.

außerdem auch dann tangiert, wenn es sich lediglich um frühere Wertorientierungen handelt, die die Erkrankten im noch gesunden Zustand hatte und die durch eine aktuell entwürdigende Behandlung, die die Betroffenen als solche gar nicht mehr realisieren – wie etwa die ungeschützte Preisgabe ihrer Intimsphäre – missachtet werden.[297]

3.3.4 Würde und Patientenverfügungen

Neben der aktuellen, gegebenenfalls noch residual erfahrenen Würde, die Personen im Fortgang einer Demenzerkrankung behalten, ist innerhalb der demenzethischen Debatte auch diejenige Form der Würde ein Thema, deren Schutz durch die Befolgung einer vorab verfassten Patientenverfügung erfolgt. Wie wir gesehen haben, kann eine solche Festlegung aktuellen Willensäußerungen der Betroffenen durchaus zuwiderlaufen. Ein bisher noch nicht erwähntes Argument zugunsten der Befolgung einer Patientenverfügung besagt, dass sich gerade in dem Respekt vor den »critical interests« einer Person, die in einer solchen Vorabfestlegung zur Geltung kommen und die auf die Integrität ihres Lebensganzen abzielen, der Respekt vor ihrer *Würde* ausdrückt.[298]

Eine allgemeiner ansetzende Argumentation desselben Typs betont, dass die Anerkennung der Würde einer Person ganz generell in der Anerkennung ihres Rechts auf *Selbstbestimmung* besteht, wobei die Selbstbestimmung auch in einem vorab deklarierten Willen Ausdruck finden kann, der lebenserhaltende medizinische Maßnahmen im Stadium fortgeschrittener Demenz ablehnt.[299] Und schließlich lässt sich mit ganz ähnlichem Ergebnis auch unter den Prämissen einer *Statustheorie der Würde* argumentieren, wie sie bereits beschrieben wurde.[300] Denn durch die Umsetzung einer Patientenverfügung, die den Verzicht auf lebensrettende Behandlungen gebietet, erfolgt nach diesem Theorieansatz die Anerkennung und der Schutz einer spezifischen – nämlich zeitversetzt wirksamen – Form der interak-

---

[297] Vgl. Nuffield Council on Bioethics 2009: 33.
[298] Vgl. Dworkin 1994: 235–237.
[299] Vgl. Gerhardt 2012: 101, 105 f.
[300] Vgl. Abschnitt 3.3.1 (»Die Würde von Demenzbetroffenen im Verhältnis zu etablierten Würdekonzepten«).

tiven normativen Autorität, die der Patientin oder dem Patienten Würde verleiht.[301]

Literaturverzeichnis

Beauchamp, T. L. / Childress, J. F. (2019): Principles of Biomedical Ethics. Oxford / New York: Oxford University Press.

Beck, S. / Schicktanz, S. (2016):»Wer weiß, hat viel zu sorgen?« – Zur Prädiktion von Altersdemenz mittels Biomarker: ethische und rechtliche Fragestellungen. In: Jahrbuch für Recht und Ethik 24, 161–190.

Birnbacher, D. (1997): Patientenautonomie und ärztliche Ethik am Beispiel der prädiktiven Diagnostik. In: Jahrbuch für Wissenschaft und Ethik 2, 105–119.

Birnbacher, D. (2001): Selbstbewusste Tiere und bewusstseinsfähige Maschinen. Grenzgänge am Rand des Personenbegriffs. In: Sturma, D. (Hg.): Person. Philosophiegeschichte – Theoretische Philosophie – Praktische Philosophie. Paderborn: Mentis, 301–321.

Birnbacher, D. (2006): Das Dilemma des Personenbegriffs. In: Ders. (Hg.): Bioethik zwischen Natur und Interesse. Frankfurt a.M.: Suhrkamp, 53–76.

Birnbacher, D. (2016): Patientenverfügungen und Advance Care Planning bei Demenz und anderen kognitiven Beeinträchtigungen. In: Ethik in der Medizin 4, 283–294.

Boethius (1988): Gegen Eutyches und Nestorius. In: Die Theologischen Traktate. Hg. von M. Elsässer. Hamburg: Meiner, 64–116.

Block, N. (1998): Holism: mental and semantic. In: Routledge Ecyclopedia of Philosophy, online publication. URL https://www.rep.routledge.com/articles/thematic/holism-mental-and-semantic/v-1 [15. Januar 2021].

Blustein, J. (1999): Choosing for Others as Continuing a Life Story: The Problem of Personal Identity. In: Journal of Law, Medicine, & Ethics 27, 20–31.

Brandom, R. B. (1994): Making It Explicit. Reasoning, Representing and Discursive Commitment. Cambridge MA: Harvard University Press.

Brooker, D. (2008): Person-zentriert pflegen. Das VIPS-Modell zur Pflege und Betreuung von Menschen mit einer Demenz. Bern: Hogrefe.

Buchanan, A. (1988): Advance directives and the personal identity problem. In: Philosophy and Public Affairs 17(4), 277–302.

Buller, T. (2015): Advance Consent, Critical Interests and Dementia Research. In: Journal of Medical Ethics 41, 701–707.

Cavalieri, P. / Singer, P. (1993): The Great Ape Project. In: Ders. / Kuhse, H. (ed.): Unsanctifying Life. Oxford: Wiley Blackwell, 128–141.

Chadwick, R. / Levitt, M. / Shickle, D. (1998): The right to know and the right not to know. Adlershot: Ashgate.

---

[301] Vgl. Knell 2018: 70.

173

Chisholm, R. (1969): The Loose and Popular and the Strict and Philosophical Senses of Identity. In: Care, N. S. / Grimm, R. H. (ed.): Perception and Personal Identity. Cleveland: Press of Case Western Reserve University, 82–106.

Davis, J. (2002): The Concept of Precedent Autonomy. In: Bioethics 16(2), 114–133.

Davis, J. (2007): Precedent Autonomy, Advance Directives, and End-of-Life-Care. In: Steinbock, B. (ed.): The Oxford Handbook of Bioethics. New York: Oxford University Press, 349–374.

DeGrazia, D. (2005): Human Identity and Bioethics. Cambridge: Cambridge University Press.

Dennett, D. C. (1981): Personen. In: Bieri, P. (Hg.): Analytische Philosophie des Geistes. Königstein im Taunus: Hain, 303–324.

Die »ausweglose Krankheit A.«. In: Der Stern (08. Mai 2011). URL https://www.stern.de/panorama/gesellschaft/gunter-sachs-abschiedsbrief-die--ausweglose-krankheit-a---3584666.html [20. Januar 2021].

Deutscher Ethikrat (Hg.) (2012): Demenz und Selbstbestimmung. Stellungnahme. URL: https://www.ethikrat.org/fileadmin/Publikationen/Stellungnahmen/deutsch/DER_StnDemenz_Online.pdf [20. Januar 2021].

Dresser, R. (1995): Dworkin on dementia: Elegant Theory, Questionable Policy. In: The Hastings Center Report 25(6), 32–38.

Dresser, R. (1989): Advance Directives, Self-Determination, and Personal Identity. In: Hackler, C. / Moseley, R. / Vawter, D. E. (ed.): *Advance Directives in Medicine*. New York: Praeger, 155–170.

Dresser, R. / Robertson, J. A. (1989): Quality of Life and Non-Treatment Decisions for Incompetent Patients: A Critique of the Orthodox Approach. In: Law Medicine and Healthcare 17, 234–244.

Duttge, G. (2010): Das Recht auf Nicht-Wissen in der Medizin. In: Datenschutz und Datensicherheit – DuD 34, 34–38.

Dworkin, R. (1986): Autonomy and the Demented Self. In: The Milbank Quarterly 64 (Suppl. 2), 4–16.

Dworkin, R. (1994): Life's Dominion. An Argument about Abortion, Euthanasia, and Individual Freedom. New York: Vintage Books.

Foot, P. (2004): Die Natur des Guten. Frankfurt a.M.: Suhrkamp.

Frankfurt, H. (1981): Willensfreiheit und der Begriff der Person. In: Bieri, P. (Hg.): Analytische Philosophie des Geistes. Königstein im Taunus: Hain, 287–302.

Fuchs, T. (2018): Leiblichkeit und personale Identität in der Demenz. In: Deutsche Zeitschrift für Philosophie 66(1), 48–61.

Gertz, H.-J. (2018): Rechtlicher Rahmen: Einwilligungsfähigkeit und ihre Substitute, Fahrtauglichkeit. In: Jessen, F. (Hg.): Handbuch Alzheimer. Stuttgart: Metzler, 174–186.

Gerhardt, V. (2012): Sondervotum. In: Deutscher Ethikrat (Hg.): Demenz und Selbstbestimmung. Stellungnahme. URL: https://www.ethikrat.org/fileadmin/Publikationen/Stellungnahmen/deutsch/DER_StnDemenz_Online.pdf [20. Januar 2021], 101–106.

Glannon, W. (2002): Identity, Prudential Concern, and Extended Lives. In: Bioethics 16, 266–297.

Gordijn, B. (2004): Medizinische Utopien. Eine ethische Betrachtung. Göttingen: Vandenhoeck & Ruprecht.

Hallich, O. (2011): Selbstbindungen und medizinischer Paternalismus. Zum normativen Status von Odysseus-Anweisungen. In: Zeitschrift für philosophische Forschung 65, 151–172.

Hallich, O. (2017): Dementia and the Principle of Precedent Autonomy. In: Ringkamp, D. / Strauss, S. / Süwolto, L. (ed.): Dementia and Subjectivity. Aesthetic, Literary, and Philsophical Perspectives. Frankfurt a.M.: Peter Lang Edition, 211–240.

Heinrichs, B. (2016): Informierte Einwilligung. In: Ders. / Sturma, D. (Hg.): Handbuch Bioethik. Stuttgart: Metzler, 58–65.

Heinrichs, B. (2017): Aristotelischer Naturalismus und der Begriff der Person. In: Hähnel, M. (Hg.): Aristotelischer Naturalismus. Stuttgart: Metzler, 314–330.

Homer (1955): Odyssee. München: Heimeran.

Horn, C. (2011): Die verletzbare und die unverletzbare Würde des Menschen – eine Klärung. In: Information Philosophie 3, 30–41.

Jaworska, A. (1999): Respecting the Margins of Agency: Alzheimer's Patients and the Capacity to Value. In: Philosophy & Public Affairs 28 (2), 105–138.

Jens, T. (2009): Demenz: Abschied von meinem Vater. Gütersloh: Gütersloher Verlagshaus.

Jox, R. J. (2006): Der »natürliche Wille« als Entscheidungskriterium. Rechtliche, handlungstheoretische und ethische Aspekte. In: Schildmann, J. / Fahr, U. / Vollmann, J. (Hg.): Entscheidungen am Lebensende in der modernen Medizin: Ethik, Recht, Ökonomie und Klinik. Berlin: LIT, 69–86.

Jox, R. J. / Ach, J. S. / Schöne-Seifert, B. (2014): Patientenverfügungen bei Demenz: Der »natürliche Wille« und seine ethische Einordnung. In: Deutsches Ärzteblatt 111, A 394–397.

Kant, I. (1755): Allgemeine Naturgeschichte und Theorie des Himmels, oder Versuch von der Verfassung und dem mechanischen Ursprunge des ganzen Weltgebäudes nach Newtonischen Grundsätzen abgehandelt. Königsberg / Leipzig: Petersen.

Kant, I. (1785): Grundlegung zur Metaphysik der Sitten. Riga: Hartknoch.

Klöppel, S. / Boldt, J. / Sturma, D. / Schroeter, M. L. (2016): Frühdiagnostik neurodegenerativer Erkrankungen. Nur mit umfassender Beratung. In: Deutsches Ärzteblatt 113, A 1376–1380.

Knell, S. (2013): Unterliegt die Alzheimer-Erkrankung einer überzogenen Dämonisierung? Eine philosophisch-kritische Reflexion in Orientierung an Argumentationsmustern von Epikur, Lukrez und Erasmus. In: Jahrbuch für Wissenschaft und Ethik 18, 51–84.

Knell, S. (2016): Menschenwürde als normative Autorität und das Verhältnis von Würde und elementaren Rechten. In: Zeitschrift für Menschenrechte, 130–150.

Knell, S. (2018): Würde am Ende der Autonomie. Über den respektvollen Umgang mit Demenzpatienten. In: Deutsche Zeitschrift für Philosophie 66, 62–74.

Koelbl, H. (2014): Er versank vor meinen Augen buchstäblich im Nichts. Interview mit Inge Jens. In: Die Zeit. Zeitmagazin 07/2014 (6. Februar 2014). URL https://www.zeit.de/2014/07/rettung-inge-jens [20. Januar 2021].

Kollek, R. / Lemke, T. (2008): Der medizinische Blick in die Zukunft. Gesellschaftliche Implikationen prädiktiver Gentests. Frankfurt a.M. / New York: Campus.

Krebs, A. (2002): Arbeit und Liebe. Die philosophischen Grundlagen sozialer Gerechtigkeit. Frankfurt a.M.: Suhrkamp.

Kruse, A. (2010): Menschenbild und Menschenwürde als grundlegende Kategorien der Lebensqualität demenzkranker Menschen. In: Ders. (Hg.): Lebensqualität bei Demenz? Zum gesellschaftlichen und individuellen Umgang mit einer Grenzsituation im Alter. Heidelberg: Akademische Verlagsgesellschaft AKA, 3–25.

Kruse, A. (2012): Die Lebensqualität demenzkranker Menschen erfassen und positiv beeinflussen – eine fachliche und ethische Herausforderung. In: Deutscher Ethikrat (Hg.): Demenz – Ende der Selbstbestimmung? Vorträge der Tagung des Deutschen Ethikrates 2010. Berlin: Deutscher Ethikrat, 27–50.

Kuhse, H. (1999): Some Reflections on the Problem of Advance Directives, Personhood, and Personal Identity. In: Kennedy Institute of Ethics Journal 9 (1), 347–364.

Lauter, H. (2010): Demenzkrankheiten und menschliche Würde. In: Kruse, A. (Hg.): Lebensqualität bei Demenz? Zum gesellschaftlichen und individuellen Umgang mit einer Grenzsituation im Alter. Heidelberg: Akademische Verlagsgesellschaft AKA, 27–42.

Locke, J. (1981): Versuch über den menschlichen Verstand, 2. Bde. Hamburg: Meiner.

Maier, W. (2013): Der Zustand einer Demenz ist im Vorfeld kaum vorstellbar. Interview mit dem Ärzteblatt vom 28.06.2013. URL http://www.aerzteblatt.de/nachrichten/54956 [15. Januar 2021].

Matthews, E. (2006): Dementia and the identity of the person. In: Hughes, J. C. / Louw, S. J. / Sabat, S. R. (ed.): Dementia: Mind, meaning, and the person. New York: Oxford University Press, 163–177.

McMahan, J. (2002): The Ethics of Killing. Problems at the Margins of Life. New York: Oxford University Press.

Morris, D. B. (2000): Krankheit und Kultur. Plädoyer für ein neues Körperverständnis. München: Antje Kunstmann Verlag.

Noonan, H.W. (1989): Personal Identity. London: Routledge.

Nuffield Council on Bioethics (2009): Dementia: ethical issues. London: Nuffield Council on Bioethics.

Nussbaum, M. (2008): Human Dignity and Political Entitlements. In: The President's Council on Bioethics (ed.): Human Dignity and Bioethics. Washington D.C., 351–380.

Parfit, D. (1984): Reasons and Persons. New York: Oxford University Press.

Parfit, D. (1999): Personale Identität. In: Quante, M. (Hg.): Personale Identität. Stuttgart: UTB, 71–99.

Propping, P. / Aretz, S. / Schumacher, J. / Taupitz, J. / Guttmann, J. / Heinrichs, B. (2006): Prädiktive genetische Testverfahren. Naturwissenschaftliche, rechtliche und ethische Aspekte. DRZE Sachstandsberichte Bd. 2. Freiburg: Karl Alber.

Quante, M. (Hg.) (1999): Personale Identität. Stuttgart: UTB.

Quante, M. (2002): Personales Leben und menschlicher Tod. Personale Identität als Prinzip der biomedizinischen Ethik. Frankfurt a.M.: Suhrkamp.

Quante, M. (2007): Person. Berlin / New York: De Gruyter.

Rawls, J. (1979): Eine Theorie der Gerechtigkeit. Frankfurt: Suhrkamp.

Rich, B. A. (1997): Prospective Autonomy and Critical Interests: A Narrative Defense of the Moral Authority of Advance Directives. In: Cambridge Quarterly of Healthcare Ethics 6, 138–147.

Rieger, H.-M. (2015): Demenz – Härtefall der Würde. Zeitschrift für medizinische Ethik 61, 133–150.

Rippe, K. P. (2018): Alzheimer-Erkrankungen, Autonomie und zwei Paradigmen der Pflegeethik. In: Deutsche Zeitschrift für Philosophie 66(1), 75–86.

Ringkamp, D. (2017): Dementia, Autonomy, and Practical Selfhood. In: Dies. / Strauss, S. / Süwolto, L. (ed.): Dementia and Subjectivity. Aesthetic, Literary, and Philosophical Perspectives. Frankfurt a.M.: Peter Lang Edition, 193–209.

Robertson, J. A. (1991): Second Thoughts on Living Wills. In: Hastings Center Report 21 (6), 6–9.

Römer, I. / Wunsch, M. (Hg.) (2013): Person: Anthropologische, phänomenologische und analytische Perspektiven. Paderborn: Mentis.

Schaber, P. (2017): Würde als Status. In: Brandhorst, M. / Weber-Guskar, E. (Hg.): Menschenwürde – Eine philosophische Debatte über Dimensionen ihrer Kontingenz. Berlin: Suhrkamp, 45–59.

Schöne-Seifert, B. (2007): Grundlagen der Medizinethik. Stuttgart: Kröner.

Schmidhuber, M. (2013): Überlegungen zu den Grenzen der Patientenverfügung für die Selbstbestimmung von Demenzbetroffenen im Anschluss an die Dworkin-Dresser-Debatte. In: Ach, J. S. (Hg.): Grenzen der Selbstbestimmung in der Medizin. Paderborn: Mentis, 317–334.

Schmidhuber, M. (2017): Lebensgeschichte und personal Identität bei Demenz. In: Ringkamp, D. / Strauss, S. / Süwolto, L. (Hg.): Dementia and Subjectivity. Aesthetic, Literary, and Philosophical Perspectives. Frankfurt a.M.: Peter Lang Edition, 25–38.

Schweda / Jongsma (2018): ›Rückkehr in die Kindheit‹ oder ›Tod bei lebendigem Leib‹? Ethische Aspekte der Altersdemenz in der Perspektive des Lebensverlaufs. In: Zeitschrift für Praktische Philosophie 5(1), 181–206.

Schwieren, A. (2017): Lebendige Tote. Zum Status der Dementen in der Gegenwartsliteratur. In: Ringkamp, D. / Strauss, S. / Süwolto, L. (Hg.): Dementia and Subjectivity. Aesthetic, Literary, and Philosophical Perspectives. Frankfurt a.M.: Peter Lang Edition, 121–136.

Siep, L. (1993): Personenbegriff und angewandte Ethik. In: Gethmann, C. F. / Oesterreich, P. L. (Hg.): Person und Sinnerfahrung. Darmstadt: Wissenschaftliche Buchgesellschaft, 33–44.

Singer, P. (1994): Praktische Ethik. Stuttgart: Reclam.

Spaemann, R. (1996): Personen. Versuche über den Unterschied zwischen »etwas« und »jemand«. Stuttgart: Klett-Cotta.

Strawson, P. F. (1972): Einzelding und logisches Subjekt. Ein Beitrag zur deskriptiven Metaphysik. Stuttgart: Reclam.

Strawson, G. (2005): Gegen die Narrativität. In: Deutsche Zeitschrift für Philosophie 53, 3–22.

Sturma, D. (2001) (Hg.): Person – Philosophiegeschichte – Theoretische Philosophie – Praktische Philosophie. Paderborn: Mentis.

Sturma, D. (2001): Person und Menschenrechte. In: Ders. (Hg): Person – Philosophiegeschichte – Theoretische Philosophie – Praktische Philosophie. Paderborn: Mentis, 337–362.

Sturma, D. (2007): Philosophie der Person. Paderborn: Mentis.

Sturma, D. (2011): Ethische Überlegungen zum Umgang mit demenziell erkrankten Personen. In: Dibelius, O. / Maier, W. (Hg.): Versorgungsforschung für demenziell erkrankte Menschen. Health Services Research for People with Dementia. Stuttgart: Kohlhammer, 93–98.

Sturma, D. (2016): Person. In: Ders. / Heinrichs, B. (Hg.): Handbuch Bioethik. Stuttgart: Metzler, 129–136.

Sturma, D. (2018): Selbstbestimmung und Demenz. In: Jessen, F. (Hg.): Handbuch Alzheimer. Stuttgart: Metzler, 157–166.

Summa, M. (2011): Zwischen Erinnern und Vergessen. Implizites Leibgedächtnis und das Selbst am Beispiel der Demenz-Erkrankungen. In: Phänomenologische Forschungen, 155–174.

Swinburne, R. G. (1999): Personale Identität. In: Quante (Hg.): Personale Identität. Stuttgart: UTB, 101–119.

Thompson, M. (2004): Apprehending Human Form. In: Royal Institute of Philosophy Supplement 54, 47–74.

Thompson, M. (2011): Leben und Handeln. Grundstrukturen der Praxis und des praktischen Denkens. Berlin: Suhrkamp.

Thompson, M. (2017): Formen der Natur: erste, zweite, lebendige, vernünftige und phronetische. In: Kern, A. / Kietzmann, C. (Hg.): Selbstbewusstes Leben. Berlin: Suhrkamp, 29–77.

Thomä, D. (2007): Erzähle Dich selbst. Lebensgeschichte als philosophisches Problem. Frankfurt a.M.: Suhrkamp.

Tooley, M. (1990): Abtreibung und Kindstötung. In: Leist, A. (Hg.): Um Leben und Tod. Moralische Probleme bei Abtreibung, künstlicher Befruchtung und Euthanasie und Selbstmord. Frankfurt a.M.: Suhrkamp, 157–195.

Verrel, T. / Simon, A. (2010): Patientenverfügungen. Rechtliche und ethische Aspekte. DRZE Sachstandsberichte Bd. 11. Freiburg: Karl Alber.

Vogelstein, E. (2016): Autonomy and the Moral Authority of Advance Directives. In: Journal of Medicine and Philosophy 41, 500–520.

Werren, M. (2019): Würde und Demenz. Grundlegung einer Pflegeethik. Baden-Baden: Nomos.

Wetzstein, V. (2010): Alzheimer-Demenz: Perspektiven einer integrativen Demenz-Ethik. In: Christen, M. / Osman, C. / Baumann-Hölzle, R. (Hg.): Herausforderung Demenz. Spannungsfelder und Dilemmata in der Betreuung demenzkranker Menschen. Bern: Peter Lang, 53–70.

Wiesemann, C. / Simon, A. (Hg.) (2013): Patientenautonomie. Theoretische Grundlagen – Praktische Anwendungen. Paderborn: Mentis.

Wiggins, D. (1967): Identity and Spatio-temporal Continuity. Oxford: Basil Blackwell.

Wunder, M. (2008): Demenz und Selbstbestimmung. In: Ethik in der Medizin 20, 17–25.

Kontaktinformationen

Sebastian Knell, PD Dr. phil., Wissenschaftlicher Mitarbeiter am Institut für Wissenschaft und Ethik (IWE), Universität Bonn. Anschrift: Bonner Talweg 57, 53113 Bonn. URL http://www.iwe.uni-bonn.de

Dirk Lanzerath, Prof. Dr. phil., Geschäftsführer des Deutschen Referenzzentrums für Ethik in den Biowissenschaften (DRZE), Universität Bonn, Apl. Professor am Institut für Philosophie der Universität Bonn sowie Honorarprofessor für Ethik und Wissenschaftsethik an der Hochschule Bonn-Rhein-Sieg. Anschrift: Bonner Talweg 57, 53113 Bonn. URL http://www.drze.de

Volker Lipp, Prof. Dr. Dr. h.c., Professor für Bürgerliches Recht, Zivilprozessrecht, Medizinrecht und Rechtsvergleichung, Universität Göttingen. Anschrift: Platz der Göttinger Sieben 6, 37073 Göttingen. URL https://www.uni-goettingen.de/de/prof-dr-volker-lipp/192563.html

Dieter Sturma, Prof. Dr. phil., Senior Professor, Universität Bonn. Anschrift: Bonner Talweg 57, 53113 Bonn. URL http://www.dieter-sturma.de

Dietmar Rudolf Thal, Prof. Dr., Professor für Neuropathologie an der Medizinischen Fakultät und Leiter des Labors für Neuropathologie, Department für Bildgebung und Pathologie und Leuven Brain Institut, KU Leuven und Dienst Pathologie am Universitätskrankenhaus Leuven. Anschrift: ON IV Herestraat 49, Box 1032, 3000 Leuven. URL https://www.kuleuven.be/wieiswie/en/person/00097737